대한민국
최고의 명의가
들려주는

당뇨병

SNUH
서울대학교병원
Health+10

대한민국 최고의 명의가 들려주는

당뇨병

초판 1쇄 발행 2015년 7월 30일
초판 3쇄 발행 2019년 9월 30일

지은이 박경수 외
펴낸이 오세정
펴낸곳 서울대학교출판문화원

출판등록 제15-3호

주소 08826 서울 관악구 관악로 1
대표 전화 02-880-5252 팩스 02-889-0785
도서 주문 02-889-4424, 02-880-7995
이메일 snubook@snu.ac.kr
홈페이지 www.snupress.com

ISBN 978-89-521-1670-3 04510
978-89-521-1498-3 (세트)

SNUH
서울대학교병원
Health+10

대한민국
최고의 명의가
들려주는

당뇨병

서울대학교병원 내과 교수 **박경수 외**

서울대학교출판문화원

첨단 지식정보화 사회에 들어 눈부신 의학발전에도 불구하고 여전히 병마와 싸우는 수많은 환자들이 있기에 우리는 한시라도 마음이 편할 수가 없습니다.

서울대학교병원 Health+ 시리즈는 정보의 홍수시대에 근거가 빈약한 의학정보가 무분별하게 난무하는 상황에서 의학적 근거와 기준을 제시하며 표준화된 건강정보를 제공하고자 발간되었습니다.

특히 이 책은 대한민국 암 발생률 1위인 위암을 시작으로 유방암, 간암, 췌장암 등 다양한 암 질환과 각종 질병까지 의료진이 오랜 기간 걸쳐 축적해 온 경험과 의학지식을 알기 쉽게 풀어가고 있습니다. 또한 각 질환별로 증상, 진단, 치료, 재활, 건강관리 등 환자들이 궁금해 하는 점을 중심으로 일반인들도 이해하기 쉽게 구성되어 있습니다.

무엇보다 이 시리즈를 통해 서울대학교병원 최고 명의들이 건강과 질병에 대한 전문적 지식을 국민들과 함께 공유함으로써, 국가중앙병원으로서 국민건강관리의 올바른 방향을 제시하고 평생건강을 계획하고 관리하게 된 것은 정말 소중한 일이 아닐 수 없습니다.

이 책의 발간에 수고를 아끼지 않은 원고 집필 교수진과 서울대학교출판문화원 편집진에게 감사를 드리며, 이번 Health⁺ 시리즈 발간이 우리 모두의 건강한 미래를 밝히는 소중한 길잡이로서 국민 모두가 더욱 건강하고 행복한 삶을 영위해 나가는 뜻깊은 계기가 되기를 기대합니다.

2013년 8월 25일

서울대학교병원장

당뇨병은 우리나라 성인에서도 이제 매우 흔한 병이 되었고, 실명이나 만성 신부전, 심혈관 질환 등 심각한 합병증을 초래할 뿐 아니라, 남녀 모두에서 사망원인 5위를 차지하는 매우 심각한 병입니다.

때문에 당뇨병 치료에 대한 연구도 매우 활발하게 이루어져 최근 10~20년간 이 분야에 괄목할 만한 진전이 있었습니다. 또한 진료실에서 혹은 당뇨 교육을 통해서 당뇨병의 진단과 관리에 대한 새로운 정보들을 알려드리고 있지만, 아직 충분하지 않은 상황입니다.

이 책은 서울대학교병원에서 당뇨병을 진료하는 교수들이 진료 현장에서의 경험을 바탕으로 당뇨병 관리에 대해 환자들이 꼭 알아야 할 내용들을 골라서 꾸몄습니다.

특히 혈당조절과 관련된 최신 임상연구 정보는 물론, 새로운 종류의 혈당강하제와 인슐린 제제, 최근 관심의 대상이 되고 있는 수술적 치료와 스마트 헬스 기기를 이용한 당뇨병 관리 등 환자들이 궁금해할 최신 정보들을 소개하고자 하였습니다.

바쁜 시간 중에도 귀중한 원고를 써준 동료 교수들에게 깊은 감사의 인사를 전하며, 이 책이 당뇨병 환자들의 철저한 당뇨병 관리에 도움이 되길 바랍니다.

박경수(서울대학교병원 내과 교수)

차 례

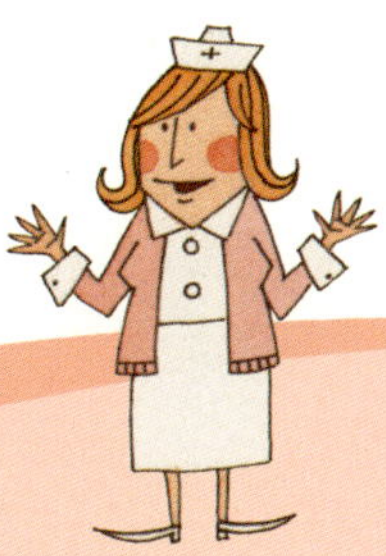

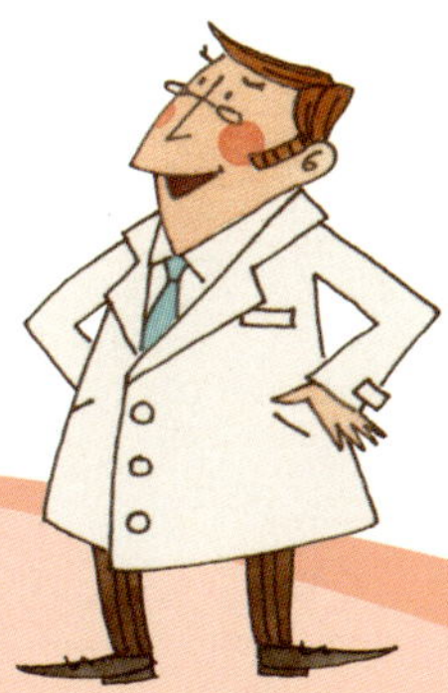

01

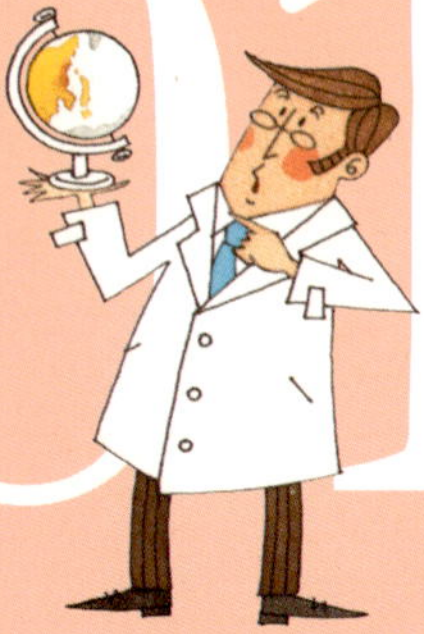

당뇨병 알기

당뇨병은 인슐린이 부족하거나 인슐린의 작용이 잘 안 되어 우리 몸의 세포가 포도당을 제대로 이용하지 못해 혈액 속의 포도당 농도가 올라감으로써 여러 가지 심각한 합병증을 초래하는 질환이다.

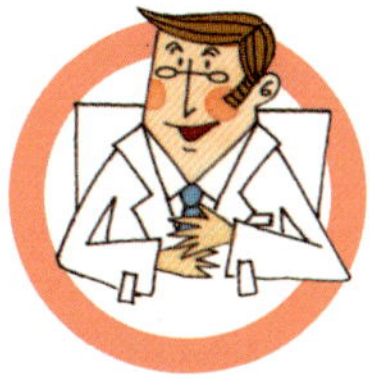

당뇨병이란?

당뇨병(糖尿病)은 소변〔尿〕으로 당(糖)이 빠져나온다는 데서 붙여진 병명이다. 우리가 섭취한 음식물은 위장관에서 소화되어 흡수되는데, 이 중 포도당은 우리 몸의 중요한 에너지원으로 사용된다. 혈액 속의 포도당 농도가 올라가면 췌장소도의 베타 세포에서 인슐린이 분비되어 포도당이 세포 속으로 이동하는 것을 촉진하며, 세포 내로 들어온 포도당은 에너지원으로 이용되거나 글리코겐으로 저장된다.

당뇨병은 인슐린이 부족하거나 인슐린의 작용이 잘 안 되어 우리 몸의 세포가 포도당을 제대로 이용하지 못해 혈액 속의 포도당 농도가 올라감으로써 여러 가지 심각한 합병증을 초래하는 질환이다.

당뇨병의 분류

당뇨병은 고혈당을 공통적인 특징으로 하는 질환군으로 여러 가지 형태가 있다. 가장 흔한 것은 제1형 당뇨병, 제2형 당뇨병 그리고 임신성 당뇨병이다.

제1형 당뇨병은 예전에는 인슐린 의존형 당뇨병으로도 불렸는데, 보통 소아에서 많이 생기기 때문에 소아 당뇨병이라고도 한다. 제1형 당뇨병은 인슐린을 분비하는 베타세포가 자가면역 기전에 의해 파괴되어 생기는 병으로, 인슐린이 절대적으로 부족하기 때문에 인슐린 치료를 받아야 한다.

제2형 당뇨병은 인슐린 비의존형 당뇨병, 성인형 당뇨병으로도 불려왔으며, 인슐린 분비장애와 인슐린 작용의 이상이 대개 같이 관여하며, 당뇨병 환자의 약 90%를 차지한다.

표 1. 당뇨병의 종류

구분	제1형 당뇨병	제2형 당뇨병
발생 기전	췌장에서 인슐린을 분비하는 베타세포가 파괴되어 인슐린을 만들지 못해 발생	췌장에서 인슐린이 상대적으로 적게 분비되거나 말초조직에서 인슐린의 작용이 감소하여 포도당을 효과적으로 이용하지 못함.
발생 연령	소아나 젊은 연령에서 발생하지만, 특정 연령과 무관하게 발생 가능	40세 이상에서 호발
위험 인자	제1형 당뇨병 가족력이 있는 사람	가족력이 있거나 고혈압, 고지혈증이 있는 사람, 운동이 부족한 사람 등
치료 방법	인슐린 주사가 필수적이며, 식사요법과 운동요법을 병행해야 함.	식사요법과 운동요법, 필요 시 경구혈당강하제나 인슐린 주사를 추가로 사용

임신성 당뇨병은 임신 중에 발견된 당뇨병을 통칭한다. 출산 후 대부분 혈당이 정상으로 회복되지만, 이후 10년 안에 제2형 당뇨병이 발병할 위험성이 50%에 이른다.

이 외에 췌장 절제술을 받은 경우처럼 원인이 분명한 경우는 따로 분류한다.

당뇨병의 유병률

당뇨 유병률은 전 세계적으로 급증하는 추세이다. 우리나라의 당뇨병 유병률은 2010년 기준으로 30세 이상 성인인구의 10%로, 10명 중 1명이며, 약 320만 명이 당뇨병 환자이다.

당뇨 유병률은 나이가 들수록 증가하여 65세 이상이 되면 대략 4명 중 1명이 당뇨병이다. 당뇨병과 정상인의 중간을 차지하는 당뇨병의 고위험군은 약 20%이다. 우리나라 당뇨병 환자 10명 중 3명은 자신이 당뇨병인 줄 모르고 있으며, 특히 30~44세의 젊은 연령층에서는 절반 정도가 본인이 당뇨병임을 모르고 있다가 우연히 검사를 통해서 알게 된다.

소아와 청소년에서의 당뇨병 환자 수도 최근에 늘고 있는 추세인데, 2011년 기준 10만 명당 57명 정도로 추산된다.

당뇨병의 증상

혈당이 일정 수준 이상으로 높아지면 신장에서 더 이상 포도당을 재흡수하지 못하고 넘쳐나게 된다. 따라서 소변으로 포도당이 빠져나가면서 많은 양의 물을 같이 끌고나가 소변을 자주 또 많이 보고(다뇨), 갈증을 느껴 물을 많이 마시며(다음), 음식을 더 많이 먹게 되는데(다식), 이를 당뇨병의 전형적인 3대 증상(다뇨, 다음, 다식)이라고 한다.

이 외에도 눈이 침침해지거나 피부나 음부의 가려움증, 체중감소 등이 동반될 수 있다. 한 가지 주의할 점은, 성인에서 발생하는 당뇨병은 서서히 시작되어 증상이 전혀 없을 수도 있다는 것이다.

당뇨병의 합병증

당뇨병은 고혈당뿐만 아니라 병발한 고지혈증, 고혈압 등과 함께 혈관 손상을 일으켜 각종 만성 혈관 합병증을 일으키게 된다. 이러한 만성 합병증에는 미세혈관 손상에 의한 망막병증, 신경병증, 신증 등과 대혈관 손상에 의한 관상동맥, 뇌동맥, 하지동맥의 죽상동맥경화증 등이 있다(표 2). 이들은 실명, 만성신부전증, 뇌졸중, 급성 심근경색증, 하지절단 등 심각한 또는 치명적인 문제를 일으키게 된다.

국내에서도 이와 같은 합병증이 급증하여 심혈관 질환으로 인한 사망이 크게 늘었고, 당뇨병에 의한 실명, 말기 신부전 등으로 고통받는 환자 역시 크게 증가하였다. 특히 1980년대 후반에는 신부전에 의한 신대체요법을 받는 원인 질환의 약 10%가 당뇨병이었는데, 최근에는 50%를 훌쩍 넘어서고 있다.

당뇨병에 의한 의료비용도 급증하고 있는데, 직접적인 의료비만 하더라도 총 진료비로 볼 때 2005년 3,030억 원에서 2009년 4,463억 원으로 4년간 약 1,433억 원 연평균 10.2% 증가한 것으로 보고된 바 있다.

당뇨병에 의한 사망률은 1979년 인구 10만 명당 4.0명에 불과하였으나, 1995년 17.2명, 2010년에는 20.7명에 달하며, 이는 우리나라 남녀 성인 모두에서 사망원인 5위에 해당한다. 당뇨병 합병증이 발생하면 삶의 질 저하, 수명 단축, 의료비 급증 등이 수반됨을 고려할 때 효과적인 예방 및 치료법이 절실하다.

표 2. 당뇨병의 만성 합병증 분류

구분	질환
대혈관 합병증: 죽상동맥경화증	관상동맥 질환 및 심근병증, 뇌혈관 질환, 기타 말초혈관 질환
미세혈관 합병증	망막병증, 신증, 신경병증
복합적 합병증	감염, 피부병변, 치료와 관련된 합병증, 당뇨병성 족부병변

02

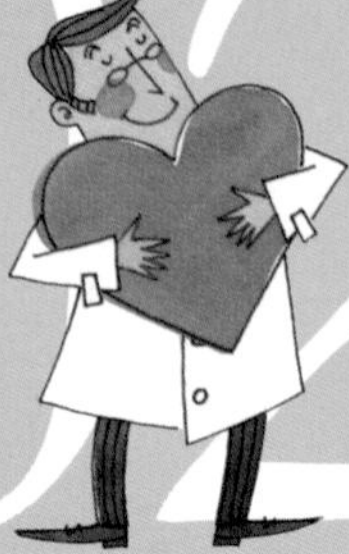

당뇨병의 진단은 어떻게 하나?

당뇨병을 진단하는 가장 정확한 검사는 혈장 포도당 농도를 재는 것이다.
소변의 포도당을 측정하는 요당 검사는 개인차가 커서 진단 목적으로 사용하지 않으며,
또한 가정에서 사용하는 혈당측정기를 이용한 검사 역시 정확한 진단 목적으로는
사용하지 않는다.

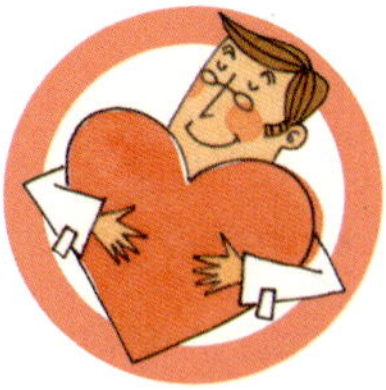

당뇨병의 진단

당뇨병의 진단기준은 다음과 같다.

당뇨병의 진단기준

1. 당뇨병의 전형적인 증상을 가지고 있으면서 식사와 무관하게 아무 때나 측정한 혈장 포도당 농도가 200mg/dL 이상인 경우
2. 8시간 이상 금식한 상태에서 측정한 공복 혈장 포도당 농도가 126mg/dL 이상인 경우
3. 75g 경구당부하 검사에서 2시간째 혈장 포도당 농도가 200 mg/dL 이상인 경우
4. 당화혈색소가 6.5% 이상인 경우

75g 경구당부하 검사는 75g의 포도당을 300ml의 물에 녹여 마시기 시작한 시간부터 2시간 후의 혈장 포도당 농도를 측정한다. 혈당이 높은 채로 유지되면 혈당에 비례해서 혈색소에 당이 결합하게 된다. 당화혈색소 검사는 최근 표준화가 이루어져 당뇨병 진단에 사용되고 있다. 증상 없이 검사 결과만 이상이 있다면 다시 한 번 더 검사해서 반복적으로 기준을 넘을 때 비로소 당뇨병으로 진단할 수 있다. 정상인의 경우 공복혈당이 100mg/dL 미만, 경구당부하 검사 후 2시간째 혈당 140mg/dL 미만, 당화혈색소는 5.7% 미만이다.

당뇨병과 정상인 사이에 해당하는 경우를 전당뇨병 상태라 하는데, 구체적으로 공복혈당이 100~125mg/dL이면 공복혈당장애, 경구당부하 검사 후 2시간째 혈당이 140~199mg/dL이면 내당능장애라고 한다. 전당뇨병 상태에 있는 경우는 당뇨병으로 이행 위험이 정상인에 비해 훨씬 높을 뿐 아니라 심혈관 질환 발병 위험이 높아 적극적인 생활습관 교정이 필요하다.

당뇨병이 걱정되면 어떤 검사를 언제 해야 하나?

물을 많이 마시고, 소변을 많이 보며, 많이 먹는데 쉽게 피곤하고 체중은 빠지는 등의 당뇨병 의심 증상이 있으면 당연히 검사를 해야 한다. 증상이 없더라도 당뇨병 검사를 권고하는 경우는 다음과 같다.

당뇨병 검사가 필요한 경우

1. 45세 이상의 모든 성인

2. 45세 미만이라도 아래와 같은 경우

① 활동량이 적은 사람

② 비만한 사람

③ 직계가족 중 당뇨병 환자가 있는 사람

④ 고혈압이 있는 사람

⑤ 이상지혈증(고중성지방혈증, 저HDL 콜레스테롤혈증)이 있는 사람

⑥ 이전에 공복혈당장애나 내당능장애로 진단받은 적이 있는 사람

⑦ 당화혈색소가 5.7% 이상인 사람

⑧ 거대아(4kg 이상) 출산 경험이 있거나 임신성 당뇨병을 앓았던 사람

검사에서 이상이 없다면 3년마다 재검사를 권고한다. 선별검사로는 간편한 공복혈당 검사를 보통 추천한다. 공복혈당이 정상과 당뇨병 사이로 나오는 경우, 만약 110~125mg/dL 사이라면 경구당부하 검사를 해보는 것이 바람직하다.

03

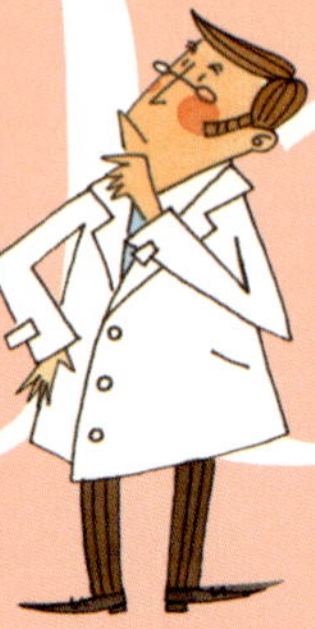

어떤 사람들이 당뇨병에 잘 걸리나?

당뇨병의 발병 원인은 아직 정확하게 규명되어 있지 않지만, 유전적 요인이 상당히 작용한다고 추정되며, 비만과 운동부족도 당뇨병을 유발한다. 최근에는 스트레스도 당뇨병 발병의 새로운 위험 요인으로 부상하고 있다.

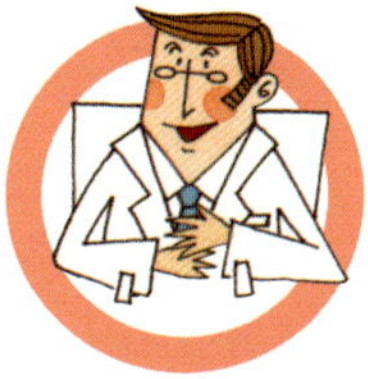

당뇨병의 발병 원인

유전적 요인

제2형 당뇨병의 발병 원인은 아직 정확하게 규명되어 있지 않지만, 유전적 요인이 상당히 작용한다고 추정된다. 예를 들어, 부모가 모두 당뇨병인 경우 자녀에게 당뇨병이 생길 가능성은 30% 정도이며, 한 사람이 당뇨병인 경우는 15% 정도이다.

하지만 유전적 요인을 가지고 있다고 해서 전부 당뇨병 환자가 되는 것은 아니며, 유전적인 요인을 가진 사람에게 여러 가지 환경적 요인이 함께 작용하여 당뇨병이 발생한다. 중요한 환경적 요인으로는 비만, 스트레스, 운동부족, 불규칙한 식사 등이 있다.

비만

비만은 인슐린의 작용을 감소시키는 인슐린 저항성을 일으키고, 이로 인하여 우리 몸의 인슐린 요구량이 증가하며, 그 결과 췌장의 인슐린 분비 기능이 점점 떨어져 당뇨병이 발생하게 된다. 또한 비만은 고혈압이나 심장병의 원인이 되기도 한다. 따라서 당뇨병은 중년 이후에 많이 발생하며, 연령이 높을수록 발병률도 높아진다.

과식과 운동부족

과식과 운동부족은 비만의 원인이 되어 당뇨병을 유발하므로 탄수화물(설탕 포함)과 지방의 과다한 섭취는 피해야 한다. 운동부족은 고혈압, 동맥경화 등 성인 질환의 원인이 되기도 하며, 또한 비만을 초래하고, 근육을 약화시키며, 면역력을 저하시킨다.

스트레스

스트레스는 부신피질호르몬의 분비를 증가시키고 저항력을 떨어뜨려 당뇨병 발생을 유발할 수 있다. 최근에 나온 연구결과를 보면, 수면부족이나 환경호르몬 등도 당뇨병 발병의 새로운 위험요인으로 부상하고 있다.

Hospital Memo

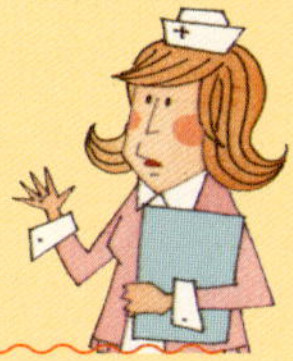

당뇨병은 예방 가능한가?

사례

48세 K씨는 최근 건강검진에서 공복혈당이 110mg/dL로 약간 높다는 결과를 듣고 내원하였다. 가족력상 어머니가 당뇨병을 앓고 있어 본인도 걱정을 하고 있었다. 경구당부하 검사와 당화혈색소 검사상 다행히 아직은 당뇨병은 아니지만, 당뇨병 전단계로 판정되었다.

K씨의 경우는 당뇨병 고위험군으로 당뇨병으로 이행할 가능성이 정상인에 비해 매우 높다. 이런 경우에 당뇨병의 예방이 가능할까?

당뇨병 전단계에 있는 당뇨병 고위험군을 대상으로 한 연구에서, 식사요법과 운동으로 철저한 생활습관 교정을 한 군에서는 대조군에 비해 당뇨병 발병 위험을 약 60% 줄일 수 있다는 결과가 보고된 바 있다. 또한 메트포르민이나 아카보오스와 같은 약물들도 당뇨병 발병 위험을 줄일 수 있다는 보고가 있으나, 이런 군들에서 당뇨병 발병 위험을 줄이기 위해 약물을 사용하는 것의 효용성에 대해서는 아직 더 연구가 필요하다.

04

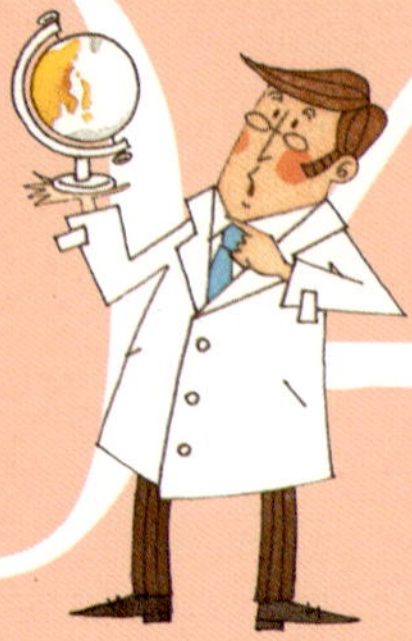

왜 혈당조절을 철저히 해야 하나?

당뇨병 환자의 경우 혈당을 철저하게 조절하면 당뇨병의 만성 혈관 합병증을 감소시켜 당뇨병으로 인한 사망률과 이환율을 줄일 수 있다. 이와 같이 당뇨병에서 혈당조절은 매우 중요하다.

당뇨병과 혈당조절

당뇨병 치료가 비약적으로 발전하게 된 것은 1922년 인슐린이 처음으로 당뇨병 환자에게 사용되면서부터이다. 이후 1950년대에 경구혈당강하제가 사용되기 시작하였고, 자가혈당 측정은 1970년대 말~1980년대 초에 이르러서야 비로소 가능하게 되었다.

이와 더불어 당뇨병의 관리도 급성 대사성 합병증의 치료에서 만성 혈관 합병증의 치료로 점차 초점이 바뀌게 되었다. 그러나 만성 합병증의 예방과 치료를 위해 당뇨병 환자의 혈당을 어디까지 조절해야 하는지에 대해서는 오랜 기간 논란이 계속되었다.

제1형 당뇨병에서 혈당을 철저히 조절하였을 때 합병증이 예방되는지에 대한 대규모 전향적 연구(Diabetes Control and Complication Trial, DCCT) 결과가 1993년 발표되어, 제1형 당뇨병에서 철저한 혈당조절로 미세혈관 합병증의 발생 및 진행을 지연시킬 수 있으며, 이들 합병증의 위험도를 35~75% 감소시킬 수 있다는 것이 알려졌다.

이어서 발표된 United Kingdom Prospective Diabetes Study(UKPDS) 등 제2형 당뇨병에서 대규모의 장기간 전향적 연구 결과들도 DCCT의 결과를 재확인해 주었다. 즉 당뇨병 환자에게서 혈당을 철저하게 조절하면 당뇨병의 만성 혈관 합병증을 감소시켜 당뇨병으로 인한 사망률과 이환율을 줄일 수 있다는 것이다. 이를 토대로 '당뇨병의 집중관리'의 개념이 나오게 되었다. 당뇨병의 집중관리법은 "당뇨병 환자에서 모든 가용한 자원을 동원하여 혈당을 정상 혹은 정상에 가깝도록 유지하는 치료방법"을 말한다.

그러나 이들 연구에서는 혈당조절을 철저히 해도 당뇨병 환자의 주된 사망원인인 대혈관 합병증(심혈관 합병증)의 위험을 유의하게 감소시키지 못하였다. 따라서 그 후의 후속 연구들에서 혈당을 좀 더 낮추면 대혈관 합병증의 발생도 더 줄일 수 있지 않을까 하는 생각에 혈당조절 목표를 더욱 철저히 한 연구들이 이루어졌다. 그런데 그 결과는 기대했던 것과 달리 실망스러웠다. 혈당을 철저히 조절해도 대혈관 합병증의 발생위험이 줄지 않았을 뿐 아니라, 일부 연구에서는 오히려 위험도가 증가하는 것으로 나왔기 때문이다. 반면 DCCT 연구와 UKPDS 연구 종료 후 추적연구에서는, 초기에 철저하게 혈당을 조절했던 군에서 연구 종료 시 관찰할 수 없었던 심혈관 질환 위험도 감소 효과가 나타남을 볼 수 있었다.

이러한 점들을 고려하면, 발병 초기부터 철저하게 혈당을 조절하는 것이 당뇨병에 의한 미세혈관 합병증의 위험은 물론 대혈관 합병증의 위험을 줄이는 데 중요함을 알 수 있다.

당화혈색소란?

당뇨병 환자들은 외래진료 날짜가 가까워 오면 혈당조절에 바짝 더 신경을 쓴다. 이는 매일같이 조금씩 해야 하는 숙제를 내주고 3개월 후 숙제검사를 하자고 했을 때 대부분의 학생들의 반응과 비슷할 것이다. 때로는 정도가 지나쳐 검사 전날은 평소보다 적게 먹고 운동도 더 열심히 하다가 오히려 평소와 달리 저혈당이 생기기도 한다.

당뇨병 환자들은 대부분 당일 혹은 며칠 전에 시행한 혈당 검사 결과가 어떻게 나왔는지에 대해 매우 궁금해한다. 그런데 숙제를 매일 조금씩 했는지, 몰아서 한꺼번에 했는지는 구분하기 어려울지 몰라도, 평소에는 혈당조절을 잘 안 하다가 최근에만 열심히 했는지, 혹은 그 반대인지 알 수 있는 방법이 있다. 당화혈색소(A1C) 수치가 바로 그것이다. 당뇨병이 오래된 환자 중에도 당화혈색소 수치를 말해 주면 그것이 무엇인지 몰라 의아해하는 사람들도 제법 있다.

혈색소는 적혈구 내에 있는 단백질로 산소를 나르는 것이 주된 기능이다. 그런데 혈당이 높으면 그에 비례해서 혈색소에 당(糖)이 붙게 되는데, 이를 당화혈색소라고 한다. 당화혈색소 수치는 혈색소 중 당화된 비율을 나타내는 것인데, 이 수치는 지난 2~3개월간 혈당조절의 정도를 나타내는 지표로 쓰인다. 당화혈색소와 지난 3개월간의 평균 혈당치를 비교하면 표 3과 같다.

표 3. 당화혈색소와 평균 혈당치 비교

당화혈색소 혹은 A1C(%)	평균 혈장 포도당 농도(mg/dL)
6	126
7	154
8	183
9	212
10	240
11	269
12	298

표 3을 보면 당화혈색소가 1% 증가하면 지난 2~3개월간 혈당이 평균 30mg/dL 정도 증가했다는 것을 알 수 있다. 정상인들은 당화혈색소가 5.6% 이하이며, 6.5% 이상이면 이 수치만으로도 당뇨병을 진단할 수 있다.

당뇨병 환자가 집에서 혈당을 모니터하는 경우, 혈당조절의 목표는 공복혈당은 80~130mg/dL이고, 식후 혈당의 최고치는 180mg/dL 미만이다. 당화혈색소의 목표는 사람 또는 상황에 따라 차이가 있을 수 있지만, 보통 7% 미만이다. 당화혈색소가 최근 2~3개월의 평균 혈당치를 반영하기 때문에, 이 수치들을 토대로 최근 1년간 혈당조절 정도를 쉽게 판단해 볼 수 있다.

05

혈당조절 잘 하기

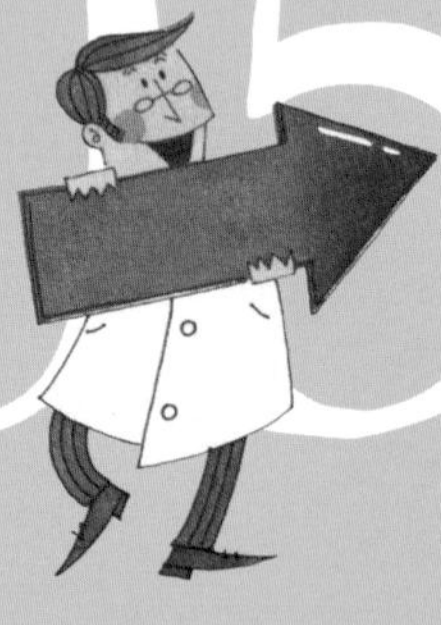

당뇨병에서 혈당조절은 절대적으로 중요하지만, 쉽지 않은 것이 현실이다. 그러나 혈당조절 목표에 도달하지 못하더라도 혈당을 낮추면 낮춘 만큼 합병증 발생의 위험이 줄어들기 때문에 조금이라도 더 낮출 수 있도록 노력해야 한다. 스스로 해결이 잘 안 될 때에는 당뇨 진료팀의 도움을 받으면 효과적으로 문제점을 해결할 수 있다.

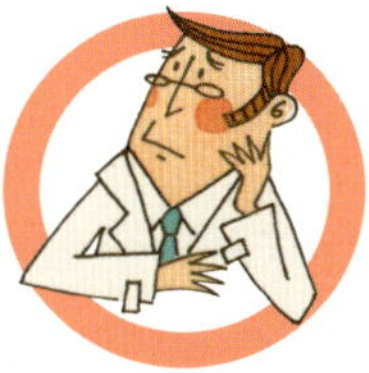

공복혈당이 높게 나올 경우

당화혈색소가 최근 2~3개월간 평균 혈당을 반영하는 수치라는 것을 알고 나면, 혈당 측정 결과를 가지고 일희일비하는 일은 줄어들게 된다. 그럼에도 불구하고 진료실에서 당뇨병 환자들이 종종 억울해하는 것 중 하나는, 먹지도 않았는데 공복혈당이 저절로 올라갔다는 것이다.

이야기인즉, 분명 자기 전에 혈당을 쟀을 때는 높지 않았는데, 밤 사이 아무것도 안 먹었는데 아침에 일어나보니 혈당이 자기 전보다 훨씬 더 올랐다는 것이다. 안 그래도 혈당이 오를까봐 식사조절을 하고 있는데, 아무것도 먹지 않았는데 혈당이 올랐으니 얼마나 억울할까?

밤 사이에 우리 몸은 신체적인 활동은 줄어들지만, 필수적인 기능을 유지하기 위해 포도당 공급이 끊임없이 필요하다. 그러면 밤 사이에 아무것도 안 먹었는데 우리 몸에 필요한 포도당은 어디서 공급될까? 낮 시간 동안 섭취한 포도당 중 에너지원으로 사용하고 남은 것이 글리코겐의 형태로 저장되는데, 밤에는 우선적으로 낮에 저장해 놓은 글리코겐을 분해해서 포도당을 공급한다. 그러나 이 저장량으로는 모자라 우리 몸에서는 포도당을 새로 만들어 공급을 하게 된다. 이 과정은 주로 간에서 일어나며, 정상인에서는 혈당이 일정하게 유지되도록 매우 정교하게 조절되지만, 당뇨병 환자에서는 인슐린 부족과 인슐린 저항성 등으로 인해 조절 기전이 제대로 작동하지 않아 필요한 양보다 지나치게 많이 공급하게 되어 공복혈당이 상승할 수 있다.

인슐린이나 인슐린 분비를 촉진하는 경구혈당강하제를 사용하는 경우에는 새벽에 자신도 모르게 저혈당이 발생하고, 그에 대한 반동작용으로 아침에 고혈당이 발생할 수도 있다. 또는 새벽에 호르몬 균형의 이상으로 인해 공복 시 갑자기 혈당이 상승하는 경우도 있다. 인슐린이나 인슐린 분비를 촉진하는 경구혈당강하제를 사용하는 경우라면, 자고 일어났을 때 잠옷이나 베개가 땀에 젖어 있거나 악몽을 꾸거나 하는 야간 저혈당 증상이 있는지 확인하고, 새벽 3시 정도에 깨어나서 혈당을 측정해 보는 것이 감별진단에 도움이 될 수 있다.

그런데 공복혈당이 갑자기 높게 나왔다면, 저녁식사 시간이 늦었거나 저녁식사 후에 간식을 섭취한 것이 가장 흔한 이유이다.

노력해도 혈당조절이 잘 안 될 경우

우리나라 당뇨병 환자들의 평균 당화혈색소는 7.4% 정도이다. 혈당조절 목표를 7%로 할 때 절반 정도만이 혈당조절 목표에 도달한 것으로 파악되며, 6.5%를 기준으로 하면 30% 미만만이 혈당조절 목표에 도달한 것이다. 혈당조절을 위해 본인이 할 수 있는 노력을 다 하는데도 혈당이 여전히 높다면 얼마나 실망스러울까?

기존의 연구 결과들을 보면, 혈당조절 목표에 도달하지 못하더라도 혈당을 낮추면 낮춘 만큼 합병증 발생 위험이 줄어든다. 예를 들면, 평균 당화혈색소를 10%에서 9%로 1%를 낮추면 미세혈관 합병증 발생 위험을 그렇지 않은 경우에 비해 37% 줄일 수 있다. 심근경색증 발생 위험도 14% 줄일 수 있다. 따라서 혈당조절 목표에 도달하지 못했다 하더라도 실망하지 말고 조금이라도 더 낮출 수 있도록 노력해야 한다.

혈당조절이 잘 안 될 때, 스스로는 최선을 다해서 식사조절과 운동을 하고 있다고 생각하지만, 실제로는 그렇지 않은 경우들이 있다. 이럴 때는 담당의나 당뇨교육 간호사 및 영양사와의 상담을 통해서 문제점을 찾아내 교정하는 것이 좋다.

혈당조절이 잘 안 되어 교육 입원을 하는 당뇨병 환자들이 입원실에서 나오는 당뇨식을 먹은 후, 거의 대부분 집에서는 병원보다 밥을 훨씬 적게 먹는다고 억울해한다. 조금 더 이야기를 해보면, 밥은 적게 먹는 대신에 간식을 많이 먹는 경우가 흔한데, 환자들은 간식은 식사요법에서 따로 생각하고 있는 경우가 많다. 또한 많은 환자들이 신문이나 방송, 인터넷 등에서 뭐가 당뇨병에 좋다고 하면 무조건 따르는 경향이 있다.

한편, 환자 본인이 식사요법을 지키고 운동을 열심히 하는데도 당뇨병이 진행되어 혈당조절이 안 되는 경우도 있다. 이런 경우는 혈당강하제를 추가하거나, 혈당강하제로 조절이 안 되는 경우에는 인슐린을 쓰기 시작해야 할 때도 있다.

다시 한 번 강조하지만, 혈당조절 목표에 도달하지 못하더라도 조금이라도 더 낮출 수 있도록 노력해야 하며, 스스로 해결이 잘 안 될 때에는 당뇨 진료팀의 도움을 받는 것이 문제점을 해결하는 데 큰 도움이 된다.

혈당관리만 잘 하면 되나?

혈당관리를 철저히 하면 당뇨병에 의한 눈, 신장 및 신경 손상을 예방하거나 진행을 늦출 수 있다. 그러나 당뇨병 환자에서는 이런 합병증 이외에도 뇌졸중, 협심증, 심근경색증, 말초혈관 질환 등 심혈관계 합병증이 잘 발생하며, 이들에 의한 사망이 당뇨병 환자의 가장 중요한 사망원인이다.

당뇨병의 대규모 전향적인 연구 결과들에서도 밝혀졌듯이, 혈당조절을 철저히 하는 것만으로는 심혈관계 질환을 예방할 수 없다.

당뇨병 환자의 가장 흔한 사망원인이 철저한 혈당관리로 쉽게 줄어들지 않는다는 것은 매우 심각한 문제이다. 따라서 혈당관리 외에도 고혈압, 비만, 고지혈증 등 심혈관계 위험인자들을 철저히 조절해야 한다. 특히 혈압이나 콜레스테롤의 치료 기준치를 정하는 데 있어 당뇨병을 심혈관 질환 위험인자의 하나로 평가하지 않고, 뇌졸중이나 관상동맥 질환 등 심혈관계 질환이 있는 경우와 같은 것으로 취급하여 보다 엄격한 기준을 적용하고 있다. 이와 더불어 당뇨병과 심혈관계 위험인자의 공통적인 병태생리 기전인 인슐린 저항성을 효율적으로 감소시킬 수 있는 방법과, 죽상동맥경화증 자체의 예방 혹은 치료방법이 지속적으로 개발되고 있다.

06

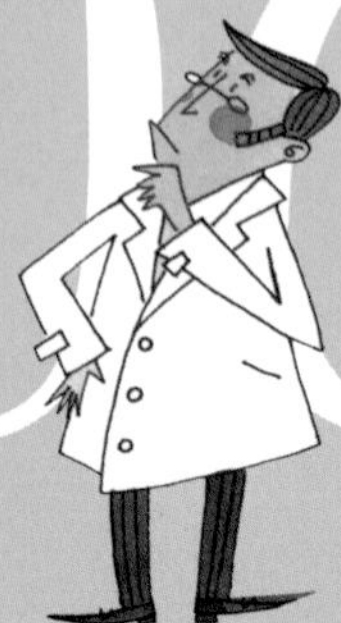

당뇨병 환자에게 가족이란?

당뇨병 환자의 경우 그 직계가족은 당뇨병 발생 위험이 매우 높다. 따라서 가족 중 당뇨병이 있다면 다른 직계가족도 생활습관을 미리 교정하는 것이 당뇨병을 예방하는 데 중요하다.

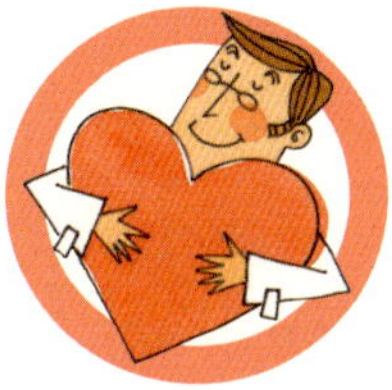

당뇨병의 가족력

혈당조절이 잘 안 되는 당뇨병 환자의 경우 같이 생활하고 있는 가족도 반드시 교육을 받아야 한다.

가족과 면담을 해보면 당뇨병에 대해 제대로 이해하고 있는 경우가 많지 않음을 알 수 있다. 환자가 혈당조절이 잘 안 되어 식사조절을 위해 애쓰고 있는데, 가족들은 괜찮다고 자꾸 더 먹으라고 권하기도 한다.

당뇨병은 유전적 배경이 강한 질환이다. 내가 당뇨병이라면 직계가족도 당뇨병 발생 위험이 매우 높다. 따라서 가족 중 당뇨병이 있는 경우, 다른 직계가족도 생활습관을 미리 교정하는 것이 당뇨병을 예방하는 데 중요하다.

사례 1

20세인 A양은 대학생이다. 젊은 나이에 발병한 제2형 당뇨병으로 처음에는 경구혈당강하제로 조절이 어느 정도 되었는데, 점점 혈당조절이 되지 않아 인슐린을 맞아도 당화혈색소가 10%를 넘나들었다. 당연히 가족면담을 요청하였는데, 어머니는 안 오고 아버지가 오셨다. 몇 번의 면담 과정을 거치면서 A양이 어머니와 심한 불화가 있음을 알게 되었고, 가족 간의 갈등이 풀리면서 A양의 혈당은 다시 호전되기 시작하였다. A양은 어머니에게 반항하는 한 방편으로 자기 몸을 심각한 위험에 빠뜨렸던 것이다.

사례 2

최근에는 핵가족과 고령인구의 증가로 혼자 살거나 혹은 고령의 부부만 같이 사는 경우가 많아졌다. 70세인 B할머니는 10년 이상 3개월마다 꼬박꼬박 내원했는데, 경구혈당강하제를 복용하면서 당화혈색소는 6%대였고 당뇨병의 합병증도 없는 상태였다. 그런데 최근에 한 번 외래방문을 건너뛴 후, 갑자기 당화혈색소가 12%로 높아진 상태로 내원하여 혈당조절을 위해 급히 입원하게 되었다. 입원 후 할머니에게 인지장애가 있었다는 것을 알게 되었다. 그동안 아들 내외와 같이 살았는데, 몇

달 전 아들이 분가해 나가면서 혼자 살았고, 그러면서 스스로 건강을 챙기지 못하여 심한 고혈당으로 입원하게 된 것이다. 혈당조절이 된 후 가족면담을 통해서 결국 분가했던 아들 내외가 어머니를 다시 모시게 되면서 혈당은 예전처럼 다시 안정되었다. 고령화 사회에서의 문제점이 당뇨병 관리에도 여실히 드러난 사례이며, 마땅한 해결책이 없어 고민하게 되는 중요한 숙제 중 하나가 되었다.

이와 같은 이유들로 인해 진료 중에 가족동반 요청이 점점 증가하고 있다. 당뇨병 환자에게 있어 가족은 든든한 우군이며 협조자이기 때문이다.

07

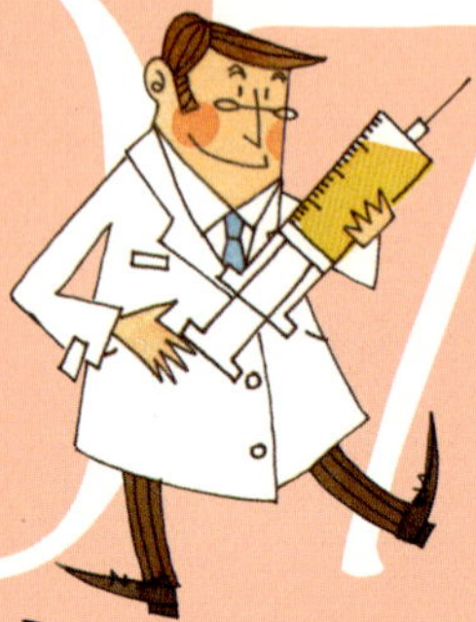

당뇨병의 식사요법

당뇨병 환자들이 먹어서는 안 되는 음식은 없다. 다만, 비율을 조절하고 좀 더 건강한 방식으로 먹는 것이 중요하다. 또한 과식과 편식을 피하고 알맞은 열량을 각 영양소별로 골고루 섭취하는 것이 좋다.

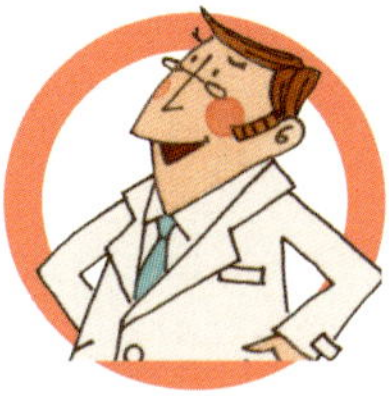

당뇨식은 건강식

당뇨병 환자에게 올바른 식사요법은 운동, 약물과 함께 당뇨병 치료에 없어서는 안 되는 중요한 요소이다. 건강한 당뇨밥상은 혈당과 혈압 조절을 도와주고, 지질이상을 개선시켜 주며, 당뇨병의 합병증을 예방하고, 좋은 영양상태를 유지할 수 있게 해준다.

건강한 당뇨밥상이란 무엇일까? 바로 균형 잡힌 식단이다. 당뇨병 진단을 받은 환자들은 종종 먹을 수 있는 것이 없다고 불평한다. 하지만 엄격히 말하자면 당뇨병 환자들이 먹어서 안 되는 음식은 없다. 다만, 비율을 조절하고, 좀 더 건강한 방식으로 먹자는 것이다. 또한 과식과 편식을 피하고, 알맞은 열량을 각 영양소별로 골고루 섭취하는 것이 중요하다.

결국 당뇨식사는 당뇨병 환자만을 위한 식사라기보다는 누가 먹어도 좋은 건강한 생활을 위한 건강식이다.

당뇨밥상에서의 식사량

그럼 얼마나 먹는 것이 좋을까? 얼마나 먹어야 할지는 체격과 활동량 등에 따라 달라진다. 이를 위해서는 우선 '표준체중'을 구해야 한다. 표준체중이란 일상생활에서 건강을 유지하는 데 가장 적절한 체중을 뜻하며, 성별과 신장에 따라 달라진다.

표준체중을 구하는 공식은 다음과 같다.

표준체중 계산방법

남자 표준체중(kg) = 키(m)의 제곱 x 22

여자 표준체중(kg) = 키(m)의 제곱 x 21

위의 공식대로 키가 170cm인 남자의 표준체중을 구하면 1.7 ×1.7×22 = 63.6kg이다. 나의 표준체중을 한번 구해 보자.

다음은 활동량을 고려해야 한다. 활동량이 많을수록 당연히 섭취해야 할 열량은 늘어난다. 하루 총열량을 계산하는 방법은 다음과 같다.

1일 총열량 계산방법

육체활동이 거의 없는 경우	표준체중 x 25~30(kcal/일)
보통의 활동을 하는 경우	표준체중 x 30~35(kcal/일)
심한 육체활동을 하는 경우	표준체중 x 35~40(kcal/일)

키가 170cm인 보통의 활동을 하는 남자의 하루 필요 열량은 63.6×30 = 1,900kcal 정도이다. 같은 방식으로 계산하면 키가 160cm 정도인 보통의 활동을 하는 여자의 하루 필요 열량은 1,600kcal 정도이다. 나의 하루 필요 열량은 얼마인가?

그러나 위에서 구한 수치는 어디까지나 이론적인 수치로 참고 수치라고 보면 된다. 정확한 하루 필요 열량을 구하기란 사실 쉬운 일이 아니다. 하지만 먹는 양이 적절한지 알 수 있는 방법이 있다. 바로 체중이다.

체중은 결국 섭취한 에너지와 소모한 에너지의 균형으로 결정된다. 체중이 변화 없이 유지되고 있다면, 섭취한 에너지와 소모한 에너지가 대략 비슷한 것이다. 적게 먹는 것 같은데 체중이 는다면, 결국 활동량에 비해 많은 열량을 섭취한다는 것이다. 체중이 상당기간 변화가 없었다고 하더라도 비만도가 높아 체중감량을 목표로 하고 있다면 섭취 열량을 지금보다 줄여야 한다.

현재의 섭취량에서 하루 500kcal 정도의 열량을 줄여보자. 이렇게 열량을 감소시키면 일주일에 0.5kg 정도의 체중을 줄일 수 있고, 한 달이면 2kg 정도나 체중을 감량할 수 있다. 칼로리를 줄이는 가장 쉬운 방법은 과도한 간식을 줄이는 것이다. 간식으로 즐겨 먹는 과자, 빵, 아이스크림, 음료수, 단맛이 나는 커피나 음료 등의 열량은 생각보다 높다. 이들 간식에서 오는 불필요한 열량을 줄여보자. 표준체중까지 체중을 감량할 수 있다면 좋겠지만, 비만도가 높으면 아무리 노력해도 표준체중까지 체중을 줄이기 힘든 경우가 많다. 그러나 이러한 경우에도 체중의 5~10% 정도를 줄이고 이를 유지하면 혈당조절에 도움이 되고 훨씬 건강한 생활을 할 수 있게 된다.

당뇨밥상에서의 식사 배분

먹을 양을 정했다면 이제 그 양을 적절히 배분하자. 당뇨병 환자는 세 끼 식사를 규칙적으로 하는 것이 좋다. 한꺼번에 많은 음식을 먹으면 그만큼 췌장이 일을 많이 해야 한다. 게다가 췌장이 있는 힘껏 인슐린을 만들어 분비해도 들어온 영양소를 다 처리하지 못하고 혈당이 급격히 올라갈 수도 있다. 가능하면 췌장이 해결할 수 있는 정도로 열량을 나누어서 공급하는 것이 필요하다. 인슐린이나 저혈당을 일으킬 수 있는 경구혈당강하제를 복용하고 있는 환자라면 더더욱 식사를 규칙적으로 해야 한다. 식사를 거르거나 평소보다 적게 하면 저혈당에 빠질 수 있다.

당뇨밥상에서의 영양소 비율

앞에서 강조했듯이, 당뇨병 식사에는 균형이 중요하다. 우리 몸에 필요한 영양소는 40여 종에 이른다. 영양소는 탄수화물, 단백질, 지방, 비타민, 무기질 그리고 수분 등으로 나뉘는데, 이 중 탄수화물, 단백질, 지방이 열량을 내는 영양소이다. 한국인의 열량 영양소 권장 배분율은 표 4와 같다.

제2형 당뇨병 환자의 경우 일반인보다 탄수화물은 조금 적게, 단백질과 지방은 상대적으로 좀 더 많이 섭취하는 것을 권유한다. 탄수화물이 혈당에 가장 큰 영향을 미치는 영양소이기 때문에 탄수화물 섭취를 줄이는 것이 혈당조절에 가장 효과적이라는 뜻이다.

표 4. 한국인의 열량 영양소 권장 배분율

열량 영양소	한국인 영양섭취 기준	제2형 당뇨병 환자 섭취기준
탄수화물	55~70%	55~60%
단백질	7~20%	10~20%
지방	15~25%	20~25%

이들 영양소가 실제 식품에 어떤 정도로 분포되어 있는지에 따라 영양소 구성이 비슷한 것끼리 여섯 가지 식품군으로 나누어 볼 수 있다. 여섯 가지 식품군에는 곡류군, 어육류군, 채소군, 지방군, 우유군, 과일군이 있다. 일반적으로 곡류군은 주식으로, 어육류군과 채소군은 반찬으로, 지방군은 조리용 기름으로, 그리고 우유군과 과일군은 간식으로 이용한다. 따라서 하루에 밥과 반찬으로 구성된 식사 세 끼와 우유군 및 과일군으로 구성된 간식 2~3회를 먹는다고 생각하면 된다.

탄수화물

앞서 언급했듯이, 탄수화물 섭취 비율을 줄이는 것이 혈당을 조절하는 데 가장 중요하다. 탄수화물 섭취를 줄이기 위해서는, 우선 어떤 음식들이 탄수화물 음식인지 알고 있어야 하고, 또 탄수화물이 각각의 음식에 어느 정도 포함되어 있는지 대략적으로 알아야 한다.

대표적인 탄수화물 음식은 곡류군이다. 곡류군에는 밥류(쌀밥, 현미밥, 보리밥 등), 죽, 떡, 밀가루 및 국수류, 감자, 고구마, 그 밖의 잡곡(기장, 녹두, 미숫가루, 팥 등), 묵류(도토리묵, 메밀묵 등) 등이 있다. 그 밖에 설탕이나 꿀 등의 단순당도 탄수화물에 속한다.

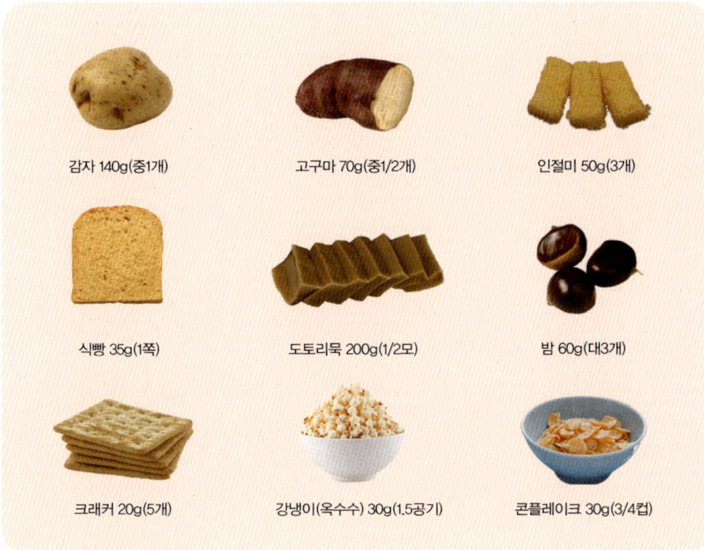
감자 140g(중1개)
고구마 70g(중1/2개)
인절미 50g(3개)
식빵 35g(1쪽)
도토리묵 200g(1/2모)
밤 60g(대3개)
크래커 20g(5개)
강냉이(옥수수) 30g(1.5공기)
콘플레이크 30g(3/4컵)

그림 1. 식품교환표(곡류군)

자료: 대한당뇨병학회(2010), 『당뇨병 식품교환표 활용지침』(제3판).

각 음식에 포함되어 있는 탄수화물의 양을 비교하기 위해서는 교환단위라는 개념을 알아야 한다. 같은 식품군 내의 여러 음식을 영양소 함량이 비슷한 한도 내에서 서로 바꾸어 먹을 수 있도록 기준을 정한 것이 교환단위이다.

예를 들어, 밥 1 교환단위와 빵 1 교환단위는 대략 같은 정도의 탄수화물을 포함하고 있어 서로 바꾸어 먹을 수 있다. 밥 1 교환단위는 1/3공기로, 여기서 밥 한공기는 약 210g의 양을 뜻한다. 밥그릇의 크기에 따라 한 공기에 담는 밥의 양이 다르므로 평소 사용하는 밥그릇 한 공기의 양이 어느 정도인지 한번 재보자. 쌀밥, 보리밥, 현미밥 등은 서로 동량으로 교환해서 먹을 수 있고, 쌀밥 1/3공기는 쌀죽 2/3공기, 삶은 국수 90g, 감자 140g(중 1개), 고구마 70g(중 1/2개), 떡류 50g, 밤 60g, 콘플레이크 30g과 바꾸어 먹을 수 있다.

키 170cm 정도의 보통 활동을 하는 남자에서 곡류군의 한 끼당 권장량은 대략 3~4 교환단위 정도이다. 보통 3 교환단위(밥 한 공기)를 먹고 한 끼니 정도를 4 교환단위를 먹는다고 생각하면 된다. 키 160cm 정도의 보통 활동을 하는 여자에서는 곡류군의 한 끼당 권장량은 대략 2~3 교환단위이다. 보통 3 교환단위(밥 한 공기)를 먹고 한 끼니 정도를 2 교환단위를 먹는다고 생각하면 된다. 다른 곡류군 음식을 반찬이나 간식으로 먹게 되는 경우에는 밥의 양을 그만큼 줄이면 탄수화물을 과잉 섭취하지 않을 수 있다. 표 5는 하루 섭취 열량에 따른 곡류군의 권장량을 교환단위로 표시한 것이다.

칼국수, 라면, 스파게티, 짜장면, 짬뽕, 우동 등 국수류를 특히 좋아하는 사람들이 많다. 이들은 주로 탄수화물로 구성되어 영양상으로 균형이 잡히지 않았거나, 지방 함량이나 칼로리가 너무 높거나, 소금 함량이 많은 음식인 경우가 많다.

따라서 너무 자주 먹지는 말아야 한다.

특히 외식을 하는 경우 1인분의 양이 지나치게 많을 수 있으므로, 먹게 되더라도 조금 남긴다는 생각으로 먹는 것이 좋다. 그리고 부족한 영양소는 다른 식사에서 조금 더 보충한다.

혈당을 조절하는 데에는 섭취하는 탄수화물의 총 양이 가장 중요하지만 탄수화물의 종류도 중요하다. 같은 양의 탄수화물을 섭취해도 탄수화물의 종류에 따라 혈당이 올라가는 속도와 정도가 달라지기 때문이다.

표 5. 하루 섭취 열량에 따른 곡류군의 권장량

열량(kcal)	교환단위(곡류군)
1,200	5
1,300	6
1,400	7
1,500	7
1,600	8
1,700	8
1,800	8
1,900	9
2,000	10
2,100	10
2,200	11
2,300	11
2,400	12
2,500	13
2,600	13
2,700	13
2,800	14

탄수화물이 혈당에 영향을 미치는 정도에 따라 그 순위를 매긴 것이 당지수이다. 당지수가 높은 탄수화물은 혈당과 인슐린 수치를 순식간에 높이는 반면, 당지수가 낮은 탄수화물은 혈당을 천천히 올려 낮은 수준으로 유지시켜 준다.

그러나 쌀밥을 먹든지 현미밥이나 잡곡밥을 먹든지 가장

중요한 것은 양을 지키는 것이다. 보리밥, 잡곡밥이라고 해서 많이 먹어서는 안 되며, 쌀밥과 같은 양으로 먹는다. 다만, 현미밥이나 잡곡밥은 쌀밥보다 섬유소가 많아 당의 흡수를 지연시키고 공복감을 덜어주는 역할을 하며, 결과적으로 혈당조절에 더 유리할 수 있다.

또한 설탕이나 꿀 등 단순당의 섭취에 주의한다. 단순당은 소화흡수가 빨라 혈당을 빠르게 올린다. 단맛을 원한다면 혈당과 체중에 영향을 적게 주는 칼로리가 없는 인공 감미료들이 시중에 판매되고 있어 비교적 안전하게 이용할 수 있다.

당지수를 낮추기 위해서 다음과 같은 식사방법을 실천해 보자.

당지수를 낮추는 식사요령

1. 흰밥보다는 잡곡밥을, 흰빵보다는 통밀빵을, 찹쌀보다는 멥쌀을 선택한다.
2. 채소류, 해조류, 우엉 등 식이섬유소 함량이 높은 식품을 선택한다.
3. 주스 형태보다는 생과일, 생채소 형태로 섭취한다.
4. 잘 익은 과일이나 당도 높은 과일은 피한다.
5. 조리 시 레몬즙이나 식초를 자주 이용한다.

6. 한 가지 식품만 먹기보다 골고루 섭취한다.

7. 천천히 꼭꼭 씹어 먹는다.

출처: 대한당뇨병학회(2010), 『당뇨병 식품교환표 활용지침』(제3판).

과일 섭취

과일군에 속하는 식품에도 탄수화물이 많이 들어 있다. 과일군에는 과일, 과일통조림, 과일주스 등이 포함된다.

당뇨병 환자는 과일을 먹으면 안 된다고 알고 있는 경우가 간혹 있다. 하지만 앞서 말했듯이 당뇨병 환자가 먹으면 안 되는 음식은 없다. 그러나 과일군에는 단순당이 많이 들어 있어 섭취 후 혈당이 급격히 올라갈 수 있기 때문에, 한번에 많은 과일을 먹는 것은 주의해야 한다.

단, 과일은 비타민과 무기질, 식이섬유소가 풍부하므로 당뇨병 환자라고 하더라도 하루 일정량씩 간식의 형태로 섭취하는 것은 권장된다.

그럼 어느 정도의 양을 먹는 것이 좋을까?

과일에도 교환단위가 있어 과일군 내에서도 같은 교환단위라면 서로 바꾸어 먹을 수 있다. 보통 하루 2 교환단위 정도의 과일섭취가 권장되고, 한 번에 1 단위씩 두 번 정도로 나누어 먹으면 좋다. 과일 1 교환단위가 어느 정도인지는 그림 2를 참고

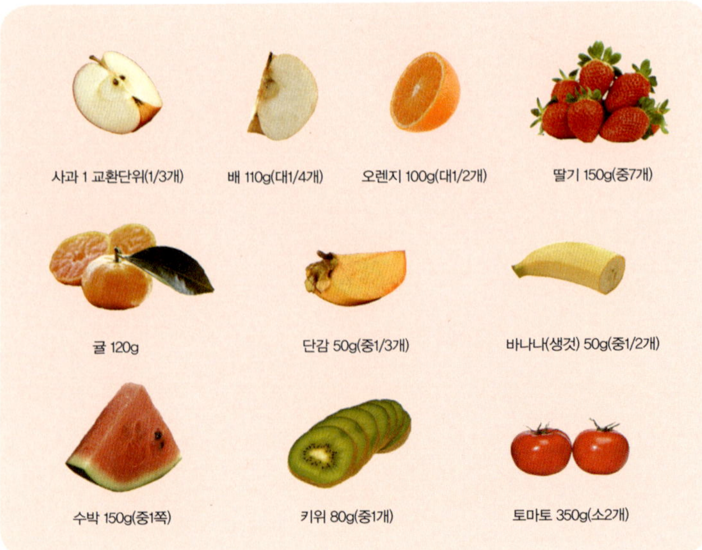
사과 1 교환단위(1/3개)
배 110g(대1/4개)
오렌지 100g(대1/2개)
딸기 150g(중7개)
귤 120g
단감 50g(중1/3개)
바나나(생것) 50g(중1/2개)
수박 150g(중1쪽)
키위 80g(중1개)
토마토 350g(소2개)

그림 2. 식품교환표(과일군)

출처: 대한당뇨병학회(2010), 『당뇨병 식품교환표 활용지침』(제3판).

한다. 단, 식사 직후보다는 식사와 식사 사이에 먹는 것이 혈당을 덜 올릴 수 있다.

과일을 좋아하는 사람이라면 하루쯤은 과일을 충분히 많이 먹고 싶을 수 있다. 혈당이 너무 나쁘지만 않다면 가끔 과일을 더 먹는 것은 크게 문제되지 않는다. 정해진 양에 너무 스트레스를 받지 말고, 대신 다른 탄수화물의 섭취를 조금 줄여본다.

단, 주의할 점은 과일군의 1 교환단위는 앞서 말한 곡류군의 1 교환단위와는 다르다는 것이다. 과일군의 1 교환단위와 곡류군의 1 교환단위는 영양소 구성도 다르고, 탄수화물도 곡류군이 과일군에 비해 약 2배 더 들어 있으므로 주의해야 한다.

단백질과 지방

단백질의 주요 공급원은 어육류군과 우유군이다. 어육류군에 속하는 식품에는 고기류, 생선류, 콩류, 알류, 해산물 등이 있다. 어육류군의 종류에 따라 지방 함량이 다르고 결과적으로 열량이 차이가 난다.

표 6을 살펴보면 같은 어육류군이라도 고지방 어육류는 저지방 어육류와 비교하여 단백질의 양은 같지만 지방이 4배나 많이 들어 있고, 열량도 2배나 차이가 난다. 또 같은 고기라도 부위에 따라 지방 함량이 다르다. 껍질을 벗긴 닭고기, 닭가슴살, 순살코기 등은 모두 지방이 적으므로 안심하고 먹어도 좋다.

고지방 어육류군에 속하는 식품은 개고기, 껍질이 포함된 닭고기, 돼지갈비, 돼지머리 편육, 돼지족, 햄/소시지/베이컨, 삼겹살, 소갈비, 소꼬리, 뱀장어 등으로, 이들 식품의 과도한 섭취는 주의해야 한다.

표 6. 어육류별 열량 및 영양소 함량

어육류군	열량(kcal)	단백질(g)	지방(g)	종류
저지방	50	8	2	닭가슴살, 돼지고기 살코기, 쇠고기(사태, 홍두깨 등), 오리고기, 흰살생선, 연어, 참치, 한치, 굴, 멍게, 해삼, 홍합 등
중지방	75	8	5	돼지고기(안심), 쇠고기(등심, 안심, 양지), 갈치, 고등어, 꽁치, 메로, 삼치, 계란, 콩류 등
고지방	100	8	8	개고기, 닭고기(껍질 포함), 돼지갈비, 소갈비, 삼겹살, 햄/소시지/베이컨, 뱀장어 등

우유에도 일반 우유와 저지방 우유가 있는데, 저지방 우유는 일반 우유에 비하여 포화지방산과 콜레스테롤의 함량이 더 적다.

지방의 종류에는 포화지방산, 불포화지방산, 트랜스지방산 등 여러 가지가 있다. 포화지방산과 트랜스지방산은 혈중 콜레스테롤 농도를 증가시키므로 주의해야 하지만, 불포화지방산은 전체 콜레스테롤 농도를 감소시키므로 적정량 섭취하는 것을 권장한다.

포화지방산은 동물성 기름, 버터나 쇼트닝 등에 주로 들어 있다. 불포화지방산이 많이 들어 있는 음식은 호두, 잣, 땅콩 등의 견과류, 등푸른 생선, 식물성 기름 등이다. 트랜스지방은 주로 인위적으로 만든 기름을 이용하여 조리된 식품, 즉 일부 케이크, 빵류, 가공 초콜릿, 과자류, 감자튀김, 팝콘류 등에 들어 있다. 따라서 이들 음식의 영양 성분표를 꼼꼼히 살펴야 한다.

우리나라에서는 식품에 함유된 트랜스지방 함량이 0.2g 미만일 경우 '0'으로 표시할 수 있도록 하고 있으므로, 이러한 음식을 여러 종류 섭취하였을 때에는 자기도 모르는 사이에 섭취 제한량에 가까운 정도의 트랜스지방을 섭취하게 될 수 있으므로 주의해야 한다.

세계보건기구(WHO)에서는 성인의 1일 트랜스지방 섭취량을 약 2.2g이 넘지 않도록 제한하고 있다. 또한 계란 노른자, 동물의 내장 부위, 오징어, 문어, 새우, 전복, 장어, 버터 등 고콜레스테롤 식품의 섭취를 줄이는 것이 좋다. 한국인은 지방을 많이 섭취하는 편은 아니기 때문에, 섭취하는 지방의 양보다는 질에 좀 더 신경을 쓰는 것이 좋다.

채소 및 기타

채소는 열량이 적고 식이섬유소가 많아 비교적 자유롭게 섭취할 수 있지만, 단호박, 당근, 도라지, 연근, 우엉, 고춧잎, 쑥, 풋마늘 등의 채소들은 상대적으로 탄수화물이 많이 들어 있어 과다 섭취하지 않도록 주의해야 한다. 그리고 식이섬유 섭취를 위해서는 갈거나 즙을 내서 먹는 것보다는, 생채소 형태로 섭취하는 것이 좋다.

또한 주의해야 할 것이 소금과 술이다. 너무 짜게 먹으면 혈압을 올릴 수 있으므로 항상 싱겁게 먹는 습관을 가져야 하며, 술은 영양소는 전혀 없으면서 열량을 많이 내서 체중 및 체지방을 늘릴 수 있으므로 하루 1~2잔 정도로 제한하는 것이 좋다.

지금까지 살펴본 당뇨병 식사가 이제까지 먹어왔던 식사와 너무 차이가 난다고 느낄 수 있다. 그런 경우에는 달라진 식단에 적응하기가 쉽지 않을 것이다. 만약 그렇다면 영양상담을 통해 현재 식습관을 살펴보고 문제가 되는 식습관이 무엇인지를 찾아, 특히 문제가 되는 한두 가지 식습관을 집중적으로 교정하는 것도 좋은 방법이다.

Hospital Memo

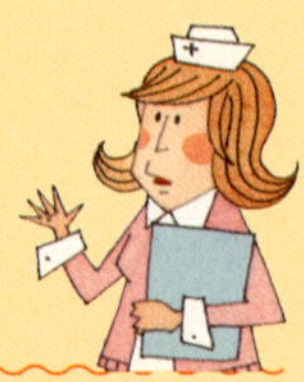

당뇨병 식사요법

1. 당뇨병에 좋은 음식은?

당뇨병에 특별히 좋은 음식은 없다. 당뇨병 식사요법의 가장 기본은 골고루, 알맞게, 규칙적으로 먹는 것이다. 특히 당질이 많이 함유되어 있는 곡류, 과일, 우유의 섭취를 알맞은 양 이내로 제한하여 먹는 것이 중요하다.

2. 밥을 거의 안 먹는데 왜 혈당이 높을까?

당뇨병 환자 중 혈당 관리가 어려운 환자들의 유형 중 하나가 입맛이 없어 식사를 안 한다는 사람들이다. 하지만 대부분은 밥과 함께 갖추어 먹는 식사를 안 하는 것이지, 그 대신 식사로 생각하지 않는 과일이나 간식을 더 많이 섭취하고 있다. 대부분의 음식은 당질을 포함하고 있고 혈당을 올린다. 더욱이 그 음식이 맛있고 단맛이 난다면 더 많은 당질을 포함하고 있을 가능성이 높다.

3. 과일을 좋아한다!

과일은 당질을 많이 포함하고 있어 혈당을 많이 올릴 수 있는 식품이므로 섭취량을 제한하는 것이 필요하다. 특히 과일은 단순당이 많이 들어 있어 섭취 후에 혈당이 급격히 올라가므로 한번에 많은 과일을 먹지 않도록 한다. 보통 하루 2 교환단위 정도의 과일섭취가 권장되고, 한 번에 1 교환단위씩 두 번 정도로 나누어 먹도록 한다.

4. 많이 먹어도 혈당을 올리지 않는 음식은 없나?

당질과 열량이 적어 공복감 해소에도 도움이 되고 혈당을 올리지 않는 식품으로 대부분의 채소, 김, 미역, 우무, 한천, 곤약 등의 해조류가 있다. 단, 채소 중에도 단호박, 당근, 연근, 도라지, 우엉, 고춧잎, 쑥, 풋마늘 등은 당질(탄수화물) 함유량이 많으므로 주의해야 한다.

08

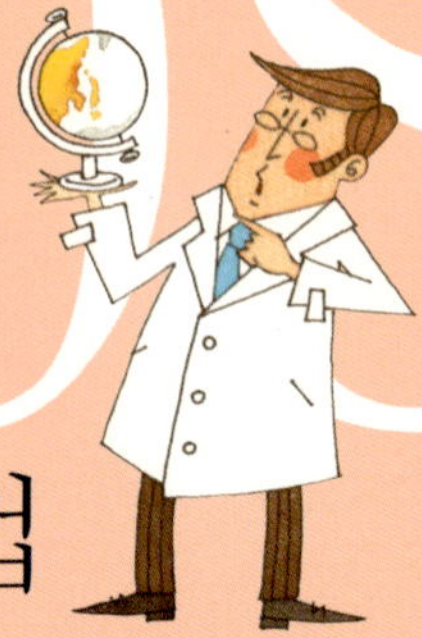

당뇨병의 운동요법

운동을 하면 혈액 안의 과도한 포도당을 소모할 수 있다. 즉 근육에서 포도당이라는 연료를 직접적으로 태워 없애는 것이다. 운동의 가장 중요한 효과는 혈당을 효과적으로 처리하도록 도와주며, 스트레스나 우울감까지 떨쳐버릴 수 있어 삶의 질을 높여준다는 점이다.

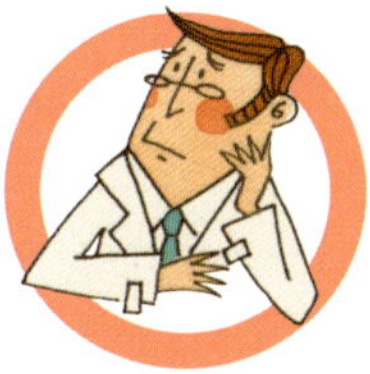

운동의 중요성

혈당조절에 있어서 운동이 왜 중요할까? 신체활동은 혈액 안의 과도한 포도당을 소모할 수 있게 해준다. 근육에서 포도당이라는 연료를 직접 태워 없애는 것이다. 그러나 운동의 더 중요한 효과는 혈당을 효과적으로 처리하도록 도와주는 것이다.

우리가 섭취한 포도당을 처리하는 데는 인슐린이라는 호르몬의 역할이 필요한데, 운동을 하면 이 인슐린이 몸 안에서 더 쉽게 작용하게 된다. 또한 운동을 통해 섭취하는 양보다 더 많은 칼로리를 소모하여 과도한 지방을 줄이거나 근육운동 등을 통해 근육의 양을 늘리면 인슐린의 작용이 더욱 개선된다.

당뇨병 환자에 있어서 운동의 효과는 혈당조절에만 국한되지 않는다. 당뇨병 환자는 고혈압이나 고지혈증과 같은 다른 성인병을 같이 가지고 있는 경우가 많은데, 운동을 통해서 혈압과 콜레스테롤 조절에도 도움을 받을 수 있다. 또한 운동을 하면 스트레스나 우울감도 떨쳐버릴 수 있고, 전반적인 삶의 질도 높아졌다고 느끼게 된다.

운동요법

운동요법을 시작하기 전에 우선 담당 전문의와 상의를 하는 것이 좋다. 경우에 따라서는 당뇨병의 합병증 진행 정도 등 현재 몸 상태를 체크해야 하기 때문이다. 또한 인슐린이나 일부 경구혈당강하제의 경우 운동을 할 때 저혈당을 일으킬 수도 있기 때문에, 이에 대해서도 담당의와 상의하여 함께 적절한 운동 계획을 세워야 한다.

운동요법이라고 해서 거창하게 정해진 프로그램이 있는 것은 아니며, 또 누구에게나 적합한 당뇨병 운동 프로그램이라는 것도 없다. 운동요법이란 각자 자신에게 맞는 방법을 통해 신체 활동을 늘릴 수 있는 방법을 찾고, 이를 꾸준히 유지하는 것이다.

어떤 운동을 하나?

당뇨병 환자에게 권장되는 운동은 유산소 운동과 근력 운동(저항성 운동)이다. 유산소 운동에는 걷기, 뛰기, 자전거타기, 줄넘기, 수영, 댄스, 에어로빅 등 다양한 운동이 있다. 근력 운동은 자신의 체중을 이용하거나 기구를 이용하여 밀기, 들기, 당기기 등의 동작을 함으로써 근육 양을 늘리고 근력을 발달시키는 운동이다.

이러한 모든 운동이 혈당조절에 도움을 줄 수 있다. 일단 본인이 좋아하고 꾸준히 실천할 수 있는 운동을 선택한다. 잘 모르겠다면 가장 쉽고 안전하게 시작할 수 있는 운동은 걷기 운동이다. 유산소 운동과 근력 운동을 모두 할 수 있다면 금상첨화이다. 전문가들은 두 가지 운동을 모두 하도록 권하고 있다.

운동은 얼마나 하는 것이 좋은가?

유산소 운동은 최소한 일주일에 150분 이상, 적어도 3일 이상 나누어서 규칙적으로 하는 것이 효과적이다. 운동은 가능하면 이틀 이상은 쉬지 않는 것이 좋다. 운동이 인슐린 작용을 도와주는 효과는 기껏해야 72시간 정도 지속될 수 있기 때문이다. 매일 운동을 할 수 있다면 하루 30분, 일주일에 3회 정도 할 수 있다면 50분에서 1시간 정도 지속할 수 있는 운동을 계획해 보자. 근력 운동을 주 2~3회 병행한다면 더욱 좋다.

운동은 조금 힘들 정도로 해야 한다. 어떤 운동을 하든지 약간 숨이 차고 등에 땀이 나 속옷이 젖을 정도, 또는 옆 사람과 대화는 할 수 있지만 노래를 처음부터 끝까지 부르기에는 벅찬 정도의 강도라면 적당하다.

운동 시 주의할 점

때로는 운동이 해가 되기도 한다. 그러므로 운동할 때 지켜야 할 주의사항과 안전수칙을 알아두어야 한다. 혈당조절이 잘 안 되어 몸 상태가 좋지 않다면, 운동보다는 혈당조절이 우선이다. 혈당이 매우 높은 상태에서 무리하게 운동을 하면 오히려 혈당이 악화되고 당뇨병 증상도 심해질 수 있다.

인슐린이나 저혈당을 일으킬 수 있는 경구혈당강하제를 복용하고 있는 환자의 경우에는 약의 용량, 운동시간 등에 대해 담당의와 미리 상의하고, 운동할 때 저혈당이 생길 경우에 대비해서 사탕이나 초콜릿 등을 준비하는 것이 좋다. 그리고 가능하면 식사 전 운동은 피한다. 또한 운동 전후에는 탈수를 막기 위해 적당량의 수분을 섭취한다.

당뇨병에 의한 눈 합병증이 있는 경우에는 운동을 시작하기 전에 반드시 담당의와 상의해야 한다. 눈 합병증이 있을 때에는 운동에 의해서 안압이 높아지거나 눈 안에 출혈이 생길 수도 있기 때문이다. 발에 감각이 떨어져 있는 환자의 경우에는 발에 잘 맞는 편한 신발이 필수적이고, 운동 전후에 발의 상태를 꼼꼼히 살펴야 한다. 혹시 운동 중 발에 상처가 생겼다면 담당의와 상의한다.

운동 방법 - 걷기 예

이제 실전으로 들어가 보자. 나이에 관계없이 누구나 쉽고 편하고 안전하게 할 수 있는 운동법이 있다. 바로 '걷기'이다. 걷기는 혈당조절에도 매우 효과적이다. 편한 걷기용 신발 외에는 특별한 장비가 필요 없다. 관절에도 별로 무리가 가지 않아 체중이 많이 나가는 사람이나 관절염 환자, 노인에게도 권할 수 있는 적절한 운동이다.

걷기 운동을 시작할 때 처음 3~5분간은 천천히 걸으면서 근육을 준비시킨다. 처음 운동을 하는 초보자라면 하루 10~20분씩 걷기부터 시작한다. 조금씩 익숙해지면 하루 30~60분 정도로 늘려볼 수 있다. 가장 쉬운 1에서 가장 힘든 10까지의 강도가 있다면 7 정도의 강도를 목표로 정해서 걸어본다. 숨이 약간 차고 등에 땀이 난다면 적당하다. 더 많은 열량을 소모하기를 원한다면 몸 전체를 사용해서 성큼성큼 더 빨리 걷는다. 팔

꿈치를 90도로 굽혀 앞뒤로 힘차게 흔들고, 무릎도 90도로 굽혀 높이 들어보자.

운동을 할 때는 동기부여도 매우 중요하다. 만보계나 최근 개발되고 있는 여러 가지 다양한 형태의 신체활동 측정기들을 이용해 보자. 활동량을 측정할 수 있는 무료 스마트폰 애플리케이션도 활용할 만하다. 처음 3일간은 하루 동안 자신이 평균적으로 얼마나 걷고 있는지 측정해 보자. 그리고 처음에는 목표 걸음수를 평균 걸음수보다 약간 높게 설정하고, 이후 차츰 늘려서 최종적으로 하루에 만 보 정도 걷게끔 계획을 세워 본다. 이렇게 해서 소모되는 에너지는 대략 200~300kcal이다.

그러나 실제로는 운동계획을 멋지게 세워 놓고도 운동을 시작조차 하지 못하거나, 시작은 했지만 습관이 될 정도로 유지하지 못하고 흐지부지되어 버리는 경우가 많다. 사람들이 운동을 하지 않는 이유 중 가장 많은 것이 '시간이 부족해서'이다. 그렇다면 바쁜 사람들을 위한 해답은 무엇일까? 바로 자신의 하루를 잘 살펴보고 틈새를 찾아내는 것이다.

할 일이 아무것도 없어서 운동을 할 수 있게 되는 날은 아예 오지 않을 수 있다. 그렇다면 자투리 시간을 활용해 보자. 운동을 한꺼번에 30분을 하는 것과 나누어서 10분씩 3회 하는 것은, 결국 같은 열량을 소모하고 운동의 효과도 다르지 않다고 알려져 있다. 한꺼번에 운동할 30분을 마련하는 것은 어렵지만, 10분씩 짬을 내는 것은 마음만 먹으면 할 수 있다.

신체활동은 헬스클럽에서도 가능하지만 일상생활에서도 얼마든지 할 수 있다. 운동이 아닌 일상활동, 작은 반복적인 움직임에도 이에 의해 열이 발생하고 결과적으로 에너지가 소모되므로 이를 최대한 이용해 보는 것이다. 일상활동에서 열량소비 방법을 새롭게 찾아내도록 최대한 창의력을 발휘해야 한다.

예를 들어, 전화를 하면서 가만히 앉아 있지 않고 이리저리 걷는다거나 교통체증일 때는 스트레칭을 해본다. 쉬는 날 소파에만 앉아 있지 말고 청소기를 돌리고 걸레질을 하며 청소할 수 있고, 애완동물을 데리고 산책하거나 엘리베이터 대신 계단을 이용할 수도 있다. 노래를 부르거나 악기를 연주하는 것도 훌륭한 열량소모 방법이다. TV를 보면서 움직이지 않고 소파에 가만히 앉아 있는 것보다는, 다리라도 흔들고 있는 것이 열량소모가 더 많다. 나아가 TV 보는 시간을 운동시간으로 바꿔보자. TV를 시청하는 중 광고가 나오는 시간에 간단한 운동을 해보는 것은 어떤가? 제자리에서 걷거나 뛰거나 거실을 돌아다니거나 스트레칭을 할 수도 있다. 이렇게 기진맥진할 정도로 운동을 하지 않고서도 운동의 혜택을 충분히 누릴 수 있다. 그러니 자, 이제 일어나서 시작해 보자!

Hospital Memo

건강하게 외식하기

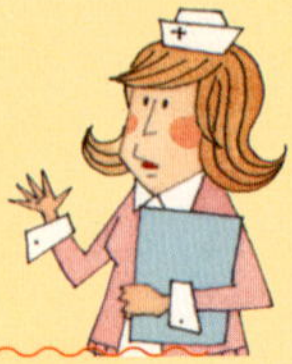

❶ 식사시간은 일정하게. 특히 당뇨병 약제를 복용하거나 인슐린을 맞고 있다면 외식을 하더라도 가능하면 매일 비슷한 시간에 식사를 한다.

❷ 일반적으로 밖에서 먹는 음식은 칼로리가 높거나 영양이 불균형하고 소금 및 조미료가 과도한 경우가 많으므로 가능하면 외식 횟수를 줄인다.

❸ 외식을 할 때에도 집에서 식사할 때 먹는 양과 비슷하게 유지한다. 또한 외식을 하기 위해 그 전 끼니를 거르지 않는다.

❹ 메뉴에 따라 차이가 있지만 일반적으로 중식이나 양식보다는 한식이나 일식이 칼로리가 낮고 영양소가 비교적 균형 있게 포함되어 있다. 메뉴를 선택할 때에는 채소, 탄수화물 음식, 단백질 음식이 골고루 포함되도록 한다.

❺ 튀기거나 볶은 것보다는 굽거나 삶은 음식을 택한다.

❻ 배가 많이 고픈 상태에서 식사를 하는 경우 열량이 적은 채소나 해조류와 같은 식품을 우선 섭취하여 공복감을 줄인다.

❼ 영양분을 골고루 섭취하지 못한 경우 부족한 영양분은 다른 끼니 때 보충한다. 과식을 했을 경우에는 식후 운동으로 열량을 소모하고 다음 끼니의 식사량을 줄인다.

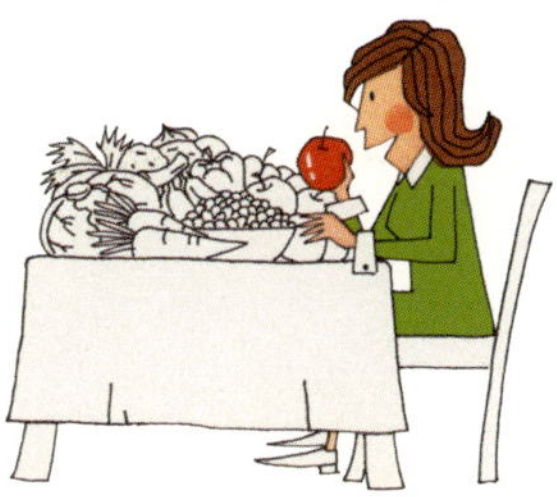

09

저혈당 극복하기

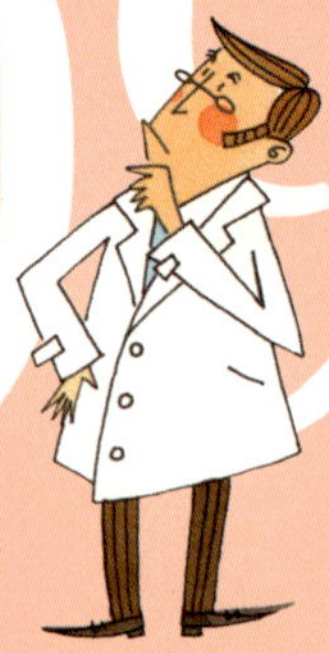

저혈당은 당뇨병 환자에서 약물이나 인슐린으로 혈당조절을 할 때 가장 흔하게 나타난다.

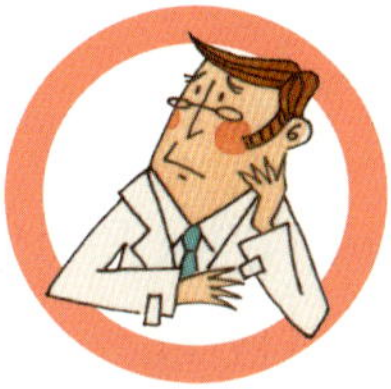

사례 1

당뇨병이 있어 인슐린 주사를 맞던 A씨는 아침 일찍 잠깐 텃밭에 나갔다가, 어지럽고 식은땀이 나서 집에 돌아와 이불을 뒤집어쓰고 누워 있다 혼수상태에 빠졌다. 이를 몇 시간 뒤 가족들이 발견하여 급히 응급실로 이송하였다.

사례 2

당뇨병이 있어 경구혈당강하제를 복용 중인 B씨는 회사에서 점심시간을 넘겨 이어진 회의 도중, 갑자기 눈앞이 캄캄하면서 창백해지고 식은땀을 비 오듯이 흘리기 시작하여 제대로 발표를 마치지 못하고 말았다.

앞의 사례는 모두 저혈당에 의한 것인데, 저혈당은 당뇨병 환자에서 약물이나 인슐린으로 혈당조절을 할 때 가장 흔하게 나타난다.

최근 혈당을 철저히 조절하면 당뇨병 합병증을 예방 혹은 지연시킬 수 있다는 연구 결과들이 나오면서 철저한 혈당관리의 중요성이 강조되고 있다. 한편, 혈당을 철저히 조절하게 되면 반대로 저혈당이 발생할 가능성은 더 높아진다. 따라서 저혈당의 위험을 충분히 이해하고 미리 대처하는 것이 매우 중요하다.

저혈당에 빠지면 우리 몸 안에서 혈당을 올리기 위한 반응이 일어나 식은땀이 나고 가슴이 두근거리며 입술이나 손끝이 저려오기도 한다. 또 뇌로 포도당이 공급되지 않아 어지럽고 기운이 빠지며 눈이 침침하고 머리가 아프기도 한다. 한편, 이유없이 갑자기 울음을 터뜨리는 등 갑자기 무드가 변한다든가 비정상적인 행동을 할 수도 있다. 더 심하면 경련을 일으키거나 혼수상태에 빠질 수도 있다. 잠을 자면서 식은땀을 많이 흘리거나 악몽을 꿀 경우, 아침에 일어나서 두통이 있는 경우에는 야간 저혈당을 의심해 보아야 한다.

저혈당은 실수로 과량의 인슐린 혹은 경구혈당강하제를 투여한 경우, 약물 투여 후 식사를 적게 하거나 거른 경우, 약물 작용이 나타나는 시간에 과도한 운동을 한 경우, 술을 많이 마신 경우, 인슐린 종류나 주사 부위 등이 바뀐 경우, 인슐린이나 경구혈당강하제의 효과를 증가시키는 약물(아스피린, 베타차단제 등)을 함께 복용한 경우, 그리고 신장 기능이 감소된 경우 등에 발생할 수 있다.

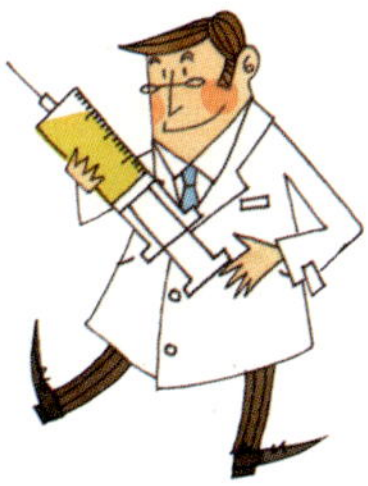

Hospital Memo

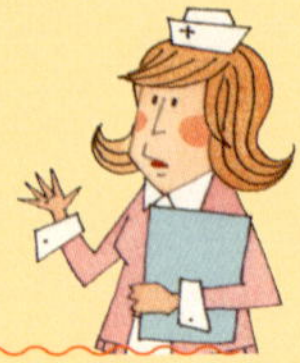

저혈당 관련 Tip

다음은 저혈당과 관련된 유용한 정보를 정리한 것이다. 미리 충분히 인지하여 저혈당으로 인한 위험한 상황에 대비하자.

❶ 일단 저혈당이 발생하면, 의식이 있는 경우라면 사탕이나 포도당 정제 혹은 포도당이 들어 있는 음료 등을 섭취하여 혈당을 올린다(예: 과일 주스 반컵, 큰 알사탕 2~3알 등). 15분 정도 지난 후 다시 혈당을 측정해서, 만약 여전히 혈당이 70 이하로 낮고 저혈당 증상이 남아 있으면 다시 포도당이 든 음식을 섭취한다.

❷ 저혈당으로 혼수가 온 경우라면 가장 가까운 응급실로 가서 포도당 정맥주사를 맞아야 한다. 만약 글루카곤 주사가 있다면 주위에 있는 사람들이 주사를 놓아 주어야 한다. 이런 경우에 대비해서 심한 저혈당을 자주 경험하는 당뇨병 환자의 가족이나 직장동료들이 글루카곤 주사를 어떻게 놓는지 알아둘 필요가 있다. 주의할 점은 환자가 의식이 없는 경우 절대 음식물을 먹이지 말아야 한다는 것이다.

❸ 저혈당을 예방하려면 저혈당의 자각증상을 알고 나빠지기 전에 미리 대처해야 한다. 또 저혈당 발생이 충분히 예견되는 경우 자주 혈당을 재보고, 혈당을 잴 수 없는 상황이더라도 충분히 저혈당이 예견되거나 의심이 되는 경우에는 기다리지 말고 미리 예방조치를 취하는 것이 좋다. 또한 의사의 지시 없이 임의로 인슐린이나 경구혈당강하제의 용량을 늘리지 않는다.

❹ 식사는 정해진 시간에 하도록 노력하고, 식사가 늦어질 경우에는 간식을 먹는다.

❺ 공복 시 운동은 가급적 피한다. 또 심한 운동이 계획되어 있다면 인슐린 양을 조금 줄여 맞고, 운동 중 당분을 자주 섭취한다.

❻ 외출할 때에는 반드시 사탕이나 설탕 같은 저혈당 간식을 휴대한다. 또한 당뇨병 환자라는 인식표를 팔찌나 목걸이로 하거나 주머니에 가지고 다닌다.

❼ 규칙적인 식사와 운동을 하는데도 자주 저혈당에 빠진다면, 약물 용량이 너무 많은 경우가 있으므로 담당의와 상의한다.

❽ 저혈당 증상을 잘 느끼지 못하여 전구증상 없이 바로 의식을 잃는 등 심한 저혈당에 빠지는 경우가 있다. 이처럼 저혈당 증상을 느끼지 못하는 것은 당뇨병을 오래 앓았거나 신경 합병증이 동반된 경우, 혈당을 철저하게 조절하고 있는 경우, 그리고 특정한 혈압 약을 복용하는 경우에 나타날 수 있으므로 담당의와 상의하여 대처한다.

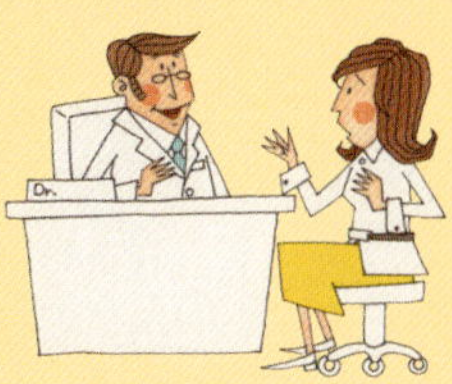

10

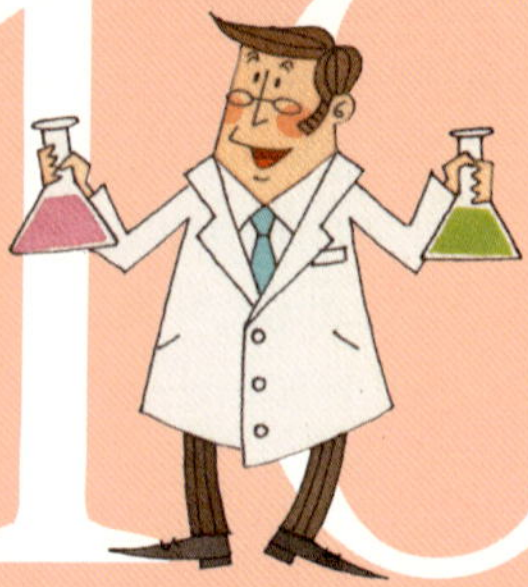

당뇨병과 경구혈당강하제

제2형 당뇨병 환자를 위해 사용할 수 있는 경구혈당강하제는 매우 다양하며, 현재까지 메트포민을 일차 약제로서 권고하는 것 외에 당뇨병 환자에서 우선적으로 추천되는 경구혈당강하제는 없다. 약마다 약리기전 및 약물의 대사/배설 경로가 다르고 부작용이 다르기 때문에, 환자 개개인의 특성에 따라 보다 안전하고 좋은 효과를 기대할 수 있는 약을 선택하는 것이 좋다.

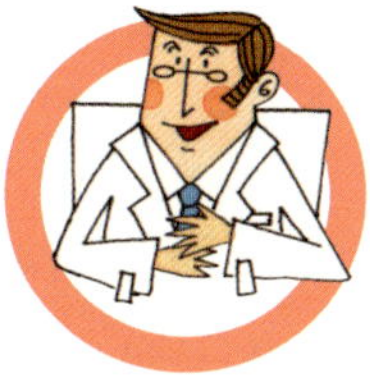

경구혈당강하제의 역사

당뇨병 환자에서 소변량이 많고 소변으로 당이 배출된다는 기술(記術)은, 이미 기원전부터 동·서양의 고문서에서 발견되고 있다. 이와 같이 오래전부터 당뇨병의 존재에 대해 알고 있었음에도 불구하고 원인이나 치료방법은 알지 못하다가, 1900년대에 들어서야 당뇨병 환자에서 췌장에 문제가 있다는 것을 알게 되었다. 1921년 밴팅(Banting)과 그의 동료 베스트(Best)가 췌장에서 인슐린을 분리하는 데 성공하고, 인슐린이 당뇨병 발병과 치료에 중요하다는 것을 알게 되면서 당뇨병 치료는 큰 진척을 보게 되었다.

경구혈당강하제의 역사는 인슐린보다 짧다. 1876년에 살리실산이 혈당을 낮춘다는 것이 보고되었고, 1940년대 초반에는 장티푸스 치료에 이용하던 술폰아미드 항생제의 혈당강하 효과가 밝혀지기는 했지만, 당뇨병 치료를 위해 경구혈당강하제를 임상적으로 사용하게 된 것은 1955년 독일 의사 프랑크(Franke)와 훅스(Fuchs)에 의해 술폰아미드 계통의 '카부타미드'가 개발되면서부터이다. 다음해인 1956년 술폰아미드에서 항생작용은 없애고 순수하게 혈당강하 작용만 있는 '톨부타미드'가 개발되었는데, 이러한 약물을 술폰요소제라 부른다.

술폰요소제는 췌장에서 인슐린 분비를 자극하여 혈당을 낮추는데(그림 3), 술폰요소제의 발견은 인슐린의 발견 이래 당뇨병 치료에서 중대한 역사적인 일이었으며, 이후부터 경구혈당강하제의 사용이 본격화되었다.

비슷한 시기에 술폰요소제와 달리 인슐린에 대한 반응을 개선함으로써(인슐린 저항성 개선) 혈당을 낮추는 '펜포민'이 개발되었다. 펜포민은 비구아니드 계통 약제로서, 간의 포도당 생성을 감소시키고 근육과 지방 조직에서 포도당의 이용을 증가시킨다(그림 3). 그러나 펜포민이 부작용으로 치명적인 유산증을 흔히 유발함이 알려져 1970년 후반 퇴출되었다. 하지만 같은 비구아니드 계통의 약제인 '메트포민'은 1995년 FDA 승인을 받은 이후 현재 제2형 당뇨병 치료의 일차 선택 약제로 처방되고 있다.

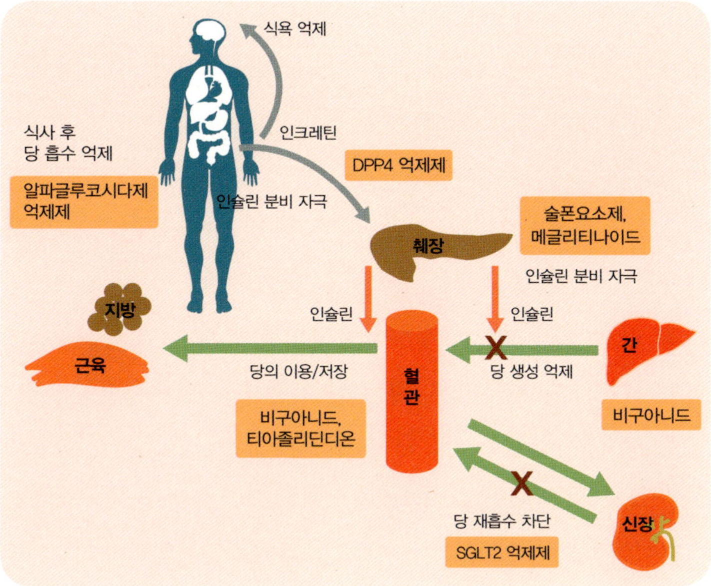

그림 3. 경구혈당강하제의 작용기전

경구혈당강하제의 종류와 특징

메트포민

메트포민은 전술한 바와 같이 제2형 당뇨병 치료의 일차 선택 약제로서, 간의 포도당 생성을 감소시키고 조직에서 포도당의 이용을 증가시킨다(그림 3). 메트포민은 직접적인 인슐린 분비 자극 효과가 없기 때문에 단독으로는 저혈당이 발생하지 않고, 체중증가가 없으며 저렴한 것이 장점이다. 또한 췌장 기능의 보존 및 죽상동맥경화증에 대한 예방효과뿐만 아니라, 당뇨병과 상관 없는 여러 악성 종양에 대한 항암효과가 보고되고 있어 장점이 많은 약제이다.

그러나 메트포민은 오심, 설사, 복부 불편감, 식욕부진 등과 같은 위장관계 부작용을 흔히 동반하는데, 이는 메트포민 사용 환자의 약 30%에서까지 보고되고 있으며 고령에서 흔히 발견된다. 또한 비타민 B_{12}와 엽산의 흡수장애를 유발할 수 있는데, 대부분 임상적으로 큰 문제가 되지 않지만 위축성 위염이 있는 경우 유의해야 한다. 한편, 매우 드물지만 유산증이라는 치명적인 부작용이 보고되어 있어 신장질환, 간질환, 알코올 중독, 심부전, 말초혈관 질환, 폐질환이 있는 경우 위험이 높으므로 사용이 제한된다. 또한 메트포민은 주로 신장으로 배설되므로 신장기능이 좋지 않은 경우 사용하기 어렵다.

술폰요소제

술폰요소제는 췌장의 베타세포에 작용하여 직접적으로 인슐린을 분비시키는 약리작용을 가지고 있어 혈당강하 효과는 강하지만 저혈당 위험이 있다. 주로 간으로 대사되므로 간기능이 저하되어 있는 환자의 경우 저혈당 위험이 높다. 또한 간으로 대사된 중간 산물이 상당수가 신장을 통해 배설되므로 신장 기능 문제가 있는 경우, 특히 반감기가 긴 술폰요소제(글리메피리드 등)를 사용할 경우에는 저혈당의 위험이 있으니 주의한다.

메글리티나이드

메글리티나이드 계열 약물은 술폰요소제와 마찬가지로 인슐린 분비를 증가시키지만, 작용시간이 짧아 공복 저혈당의 위험이 낮다.

티아졸리딘디온

티아졸리딘디온 계통 약물에는 피오글리타존이 가장 흔히 쓰이는데, PPAR-γ에 결합하여 메트포민과 마찬가지로 인슐린 작용을 돕는다(그림 3). 특히 남는 영양분을 정상적인 지방세포에 적절히 저장되도록 함으로써 인슐린 저항성을 개선시킨다. 저혈당 위험은 적으나 체중증가, 체액증가 및 심장비대 등의 부작용이 있어 심장 문제로 호흡곤란이 있는 경우에는 사용할 수 없으며, 골밀도를 감소시키므로 골다공증 환자에서 주의를 요한다. 한편, 티아졸리딘디온은 주로 간으로 대사되기 때문에 간기능 저하 환자에서는 사용에 주의해야 한다.

새로운 경구혈당강하제

DPP4 억제제

DPP4 억제제는 식후에 분비되는 위장관의 인슐린 분비 자극호르몬(인크레틴)의 분해를 억제함으로써 혈당강하 효과가 있는 약물이다(그림 3). 인크레틴의 농도를 상승시킴으로써 췌장의 인슐린 분비를 증가시키고, 간에서의 포도당 생성을 줄임으로써 혈당을 개선시킨다. 비교적 최근에 개발된 약제로, 2006년 시타글립틴(자누비아®)이 DPP4 억제제로서는 최초로 미국 FDA 승인을 받았다. 단독으로 사용하였을 때 저혈당이 드물고 체중증가가 없는 장점이 있다. 신부전 환자에서는 용량 조절이 필요하나 비교적 안전하게 사용할 수 있고, 위장관 부작용에 있어서도 다른 약제에 비해 보다 안정적인 것으로 보고되어 널리 사용되고 있다. 국내에서도 시타글립틴이 2007년 9월 승인되어 사용되고 있으며, 이외에도 빌다글립틴(가브스®), 삭사글립틴(온글리자®), 리나글립틴(트라젠타®), 제미글립틴(제미글로®), 알로글립틴(네시나®) 등이 DPP4 억제제로서 처방되고 있다.

SGLT2 억제제

정상적으로 하루 180g의 포도당이 신장을 통해 걸러졌다가 다시 100% 우리 몸으로 재흡수된다. 포도당의 재흡수에 관여하는 것이 SGLT2인데, SGLT2 억제제는 이를 억제함으로써 소변으로 포도당 배설을 늘려 혈당을 낮춘다(그림 3). SGLT2 억제제 중 카나글리플로진과 다파글리플로진(포시가®), 엠파글리플로진(자디앙®) 등이 2013년, 2014년에 각각 FDA 승인을 받은 상태이다. 저혈당 위험이 적고 체중조절 효과가 있는 장점이 있다.

브로모크립틴

브로모크립틴은 도파민-2 수용체 작용제로서, 프롤락틴을 분비하는 뇌하수체 종양, 파킨슨병, 고프롤락틴증 등의 치료제로 널리 사용되고 있는 약제이다. 최근 이와 별도로 당화혈색소를 평균 약 0.5% 감소시키는 혈당강하 효과를 인정받아 2009년 제2형 당뇨병 치료 약제로 승인되었다.

정확한 기전은 밝혀지지 않았지만, 혈당을 낮추는 가장 중요한 기전은 섭식 조절과 체내 열량소비 증가에 있다고 생각된다. 또한 신경전달물질로서 도파민이 감소될 경우 인슐린 저항성이 증가하는데, 브로모크립틴은 도파민을 증가시킴으로써 인슐린 저항성을 감소시킨다.

브로모크립틴의 잘 알려져 있는 부작용으로는 어지럼증, 두통, 저혈압, 메스꺼움 및 변비가 있다.

콜레세벨람

콜레세벨람은 담즙산 흡착제로서 본래 저밀도 지단백(LDL) 콜레스테롤을 낮추기 위해 스타틴 이후 이차 약제로 사용되는 약제이나, 콜레세벨람의 혈당강하 효과가 알려지면서 2008년에 제2형 당뇨병 환자에서 사용할 수 있는 혈당강하제라는 새로운 적응증이 추가되었다.

혈당을 낮추는 기전에 대해 현재까지 확실히 밝혀진 것은 없지만, 주로 간에서의 포도당 신생과 글리코겐 분해를 억제하는 것으로 보이며, 인크레틴을 증가시켜 인슐린 분비를 증가시킨다는 보고도 있다. 혈당을 낮추는 정도는 약하지만 제2형 당뇨병 환자에서 이차 약물로 사용을 고려해 볼 수 있으며, 당화혈색소가 거의 목표치에 근접한 가운데 스타틴 사용 후에도 추가적인 LDL 콜레스테롤의 감소가 필요한 환자에게 사용한다면 좋은 효과를 기대할 수 있다. 그러나 우리나라에서는 아직 콜레세벨람을 경구혈당강하제로서 사용할 수 없다.

GPR40 작용제

GPR(G단백 연결 수용체)은 호르몬 및 신경전달물질의 수용체로 생각해 왔는데, 최근 포도당, 지방 등 에너지 대사에 중요하다는 것이 밝혀졌다. 특히 GPR40의 경우는 포도당에 의한 인슐린 분비 자극, 위장관의 인크레틴 분비에 관여하고 있어 혈당강하 효과를 볼 수 있음이 보고되었다. TAK-875는 가장 많이 연구된 GPR40 작용제로, 최근 수년간 혈당강하 등 여러 이로운 임상효과가 알려졌으나, 2013년 12월 간독성 문제로 개발이 중단되었다. 아직 임상에서 사용할 수 있는 GPR40 작용제는 없다.

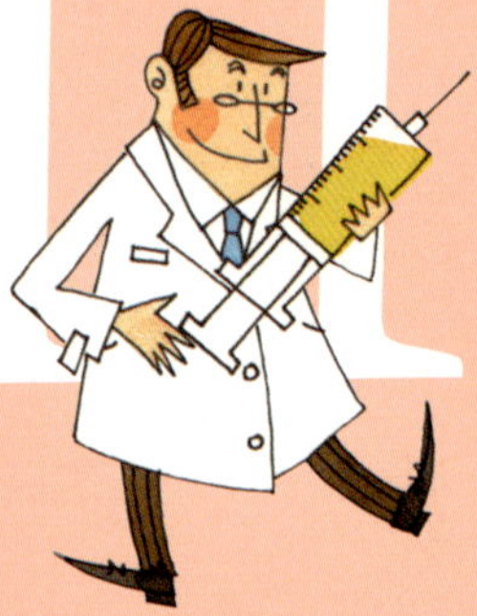

11 인슐린에 대한 진실과 오해

흔히 인슐린 치료는 당뇨병이 심할 때 하는 것으로, 한번 시작하면 평생 해야 하고, 나아가 인슐린 주사를 맞으면 몸이 망가진다는 생각을 갖고 있는 사람도 있다. 자, 이제 인슐린에 대한 오해를 하나하나 풀어보도록 하자.

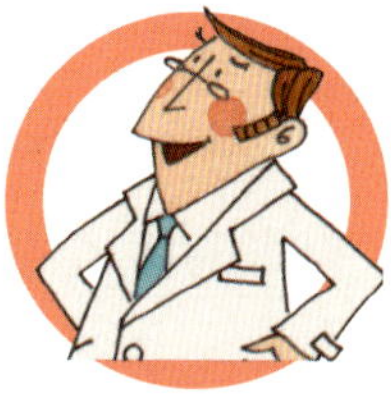

인슐린이란?

흔히 인슐린이라 하면 당뇨병 환자들이 맞는 주사약으로 생각하지만, 인슐린은 우리 몸에서 분비되는 혈당을 내리는 유일한 호르몬이다. 식사 후에 혈액 속에 포도당 농도가 증가하면 이에 반응하여 췌장소도의 베타세포에서 인슐린이 분비되고, 인슐린의 작용으로 혈액 속의 포도당이 세포 속으로 들어가 에너지를 만들거나, 나중에 필요할 때를 대비하여 글리코겐이나 중성지방의 형태로 저장된다.

인슐린이 없으면 혈액 속의 포도당 농도가 아무리 높다 하더라도 우리 몸은 이를 제대로 이용할 수 없게 된다. 당뇨병은 이렇게 인슐린이 부족하거나 혹은 작용이 잘 안 되는 병이므로 인슐린을 당뇨병 치료제로 이용하게 된다.

최초의 인슐린의 발견은 1921년 캐나다의 의학자인 프레데릭 밴팅에 의해 이루어졌다. 그는 개의 췌장에서 인슐린을 추출하여 제1형 당뇨병으로 심각한 상태였던 14세의 캐나다 소년 레오나르드 톰슨에게 이를 주사하였다. 두 번의 인슐린 주사로 소년의 건강은 급격히 회복되어 27세까지 생존하였다. 밴팅은 인슐린의 발견으로 1923년 노벨 생리의학상을 수상하였다. 이는 업적이 발표된 뒤 가장 빠른 시간 안에 수여된 노벨상으로, 인슐린의 발견이 인류 역사상 얼마나 위대하고 중요한 일인지를 극명하게 보여 주고 있다.

인체 내에서 인슐린은 기본적인 양이 하루 종일 분비되며, 음식물을 섭취하면 이에 반응하여 급속히 추가적인 인슐린 분비가 이루어져 혈당이 일정한 범위 내에서 조절된다(그림 4).

당뇨병 환자의 치료에 사용되는 인슐린도 인체 내에서 분비되는 인슐린의 작용을 따라할 수 있도록 작용 시간이 다양한 인슐린이 개발되어 있다. 인슐린은 작용 시간에 따라 속효성 인슐린, 중간형 인슐린, 지속형 인슐린, 혼합형 인슐린으로 나누는데, 중간형 인슐린이나 지속형 인슐린이 기저 인슐린으로, 속효성 인슐린이 식전 인슐린으로 이용된다. 혼합형 인슐린은 사용상의 편의를 위해 중간형 인슐린과 속효성 인슐린을 일정 비율로 미리 혼합하여 만든 인슐린이다(표 7).

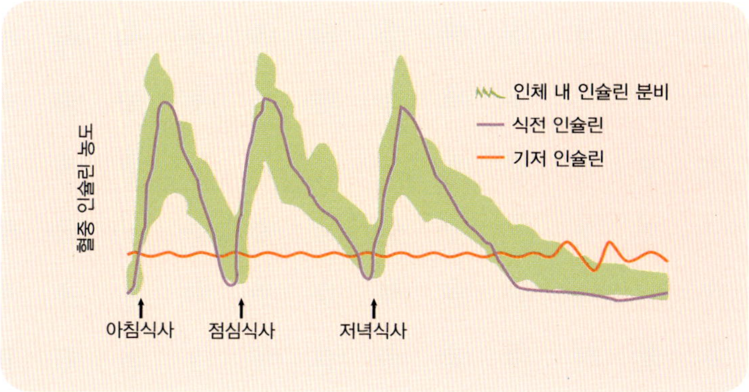

그림 4. 인슐린 분비

표 7. 여러 인슐린 제형의 특징

인슐린 제형	작용 시작 시간	최고 작용 시간	작용 지속 시간
속효성			
휴마로그 노보래피드 애피드라	5~15분	30~90분	3~4시간
중간형			
휴물린 엔	1~4시간	6~10시간	10~16시간
지속형			
란투스	1~4시간	–	~24시간
레버미어	1~4시간	–	~24시간
혼합형			
휴물린 70/30	30~60분	3~12시간	10~16시간
휴마로그믹스 75/25, 50/50	5~15분	1.5시간	10~16시간
노보믹스 70/30, 50/50	5~15분	1.5시간	10~16시간

이상적으로는 지속형 인슐린 하루 한 번과 매 식사 전 속효성 인슐린 주사를 통해 혈당조절을 잘 할 수 있으나, 실제 하루 네 번의 인슐린 주사를 유지하기는 상당히 어려운 일이기 때문에 보통 경구혈당강하제와 기저 인슐린을 함께 사용하거나, 혼합형 인슐린을 하루 2~3회 사용하는 등 다양한 방법으로 인슐린을 혈당조절에 이용하고 있다.

인슐린은 단백질 구조로 되어 있어 경구로 투여하면 분해되어 효과가 나타나지 않기 때문에 피하에 주사하게 된다. 따라서 주사에 대한 공포로 인슐린을 꺼리는 경우가 많아 패치형, 흡입형, 경구용 인슐린 등 주사제 외의 인슐린도 지속적으로 연구 중이다.

그러나 경구용 인슐린의 경우 개발이 쉽지 않아 현재 임상에서 사용 가능한 경구용 인슐린은 없다. 한편, 흡입형 인슐린의 경우에는 엑수베라가 가장 먼저 승인을 받고 2006년부터 약 1년간 미국에서 시판되었으나, 속효형 인슐린과 비교하여 더 우수하지 않은 약효를 가지면서도 가격이 비싸 판매가 부진했고 이로 인해 시판이 중단되었다. 뿐만 아니라 약제와의 유의한 연관관계는 없었다고 하지만, 일부 흡연력을 가진 환자에서 위약군에 비해 폐암 발생이 더 많았다.

인슐린의 부작용으로는 환자의 식사나 운동량과 조화를

이루지 못할 경우 저혈당이 발생할 수 있고, 체중이 증가하는 문제가 생길 수 있다. 인슐린의 용량은 한계가 없어서 혈당조절이 목표에 도달할 때까지 증량할 수 있으나, 인슐린 용량이 증가할수록 저혈당과 체중증가의 위험이 증가하므로 식사요법과 운동요법을 병행하여 최소한의 인슐린으로 혈당조절을 하는 것이 필요하다.

인슐린은 당뇨병이 심할 때 맞는 주사?

이는 어느 정도 맞는 말이다. 혈당조절이 안 될 때는 인슐린만큼 빨리 혈당조절을 할 수 있는 다른 약이 없기 때문이다.

처음 당뇨병을 진단받는 환자들은 당뇨병인지 모르고 오래 지내왔기 때문에 혈당이 매우 높은 경우가 많다. 보통 혈당이 300mg/dL를 훌쩍 넘고 이 때문에 심한 갈증과 다뇨, 탈수가 있고, 흔히 10kg 이상 체중이 감소되면서 기운이 없고 무기력한 상태로 병원에 오게 된다. 이때 인슐린 치료를 하면 혈당이 거의 하루 만에 정상 가까운 수치로 내려가면서 환자를 괴롭히던 모든 증상들이 씻은 듯 사라진다. 이 시기에 인슐린 치료를 받은 환자들은 인슐린에 대한 거부감이 없고, 치료해 준 의료진에게도 매우 고마워한다. 기적의 약이라는 말을 함께 실감하는 순간이다.

이렇게 혈당이 많이 높고 증상이 심한 경우에는 인슐린 치료가 필요하다. 경구혈당강하제도 효과가 있을 수 있지만, 충분한 효과가 나오는 데 최소 1주 이상의 시간이 필요하며, 또한 이렇게 혈당이 높을 때는 그 효과도 좋지 않은 경우가 많다. 이런 것을 의학적으로 포도당 독성이라고 하는데, 혈당이 너무 높으면 췌장에서 인슐린 분비능이 매우 저하되는 현상을 말하는 것이다. 혈당조절이 개선되면 췌장의 인슐린 분비능도 개선되어 혈당조절이 더욱 수월하게 된다.

대부분의 약은 우리 몸에서 약효를 나타낸 뒤, 간 등에서 대사되어 소변이나 대변을 통해 몸 밖으로 나가게 된다. 그러므로 신장이나 간이 나쁠 때에는 약의 사용에 많은 주의가 필요하며 쓸 수 있는 약이 제한되지만, 이러한 경우에도 인슐린은 안전하게 쓸 수 있는 약이다. 따라서 신장기능이 안 좋거나 간기능이 저하된 사람들의 경우 인슐린으로 혈당조절을 하게 된다. 그런데 이런 환자들의 기저 질환이 중증이다 보니, 인슐린은 매우 중한 환자가 쓰는 약제라든지 혹은 인슐린 치료로 환자의 간이나 신장이 망가지는 것이 아닌지 오해를 받는다.

임신 중이나 수유 중 약물의 사용은 매우 조심스러워서 감기에 걸리더라도 약을 쓰지 않고 참고 견디는 경우가 많다. 당뇨병이 있던 여성이 임신을 하거나 임신 중 당뇨병이 발생하면 더 철저한 혈당조절이 필요한데, 이때 안전하게 쓸 수 있는 유일한 약제가 또한 인슐린이다.

이 외에 수술로 금식을 하게 되는 경우나 폐렴, 요로감염 등 급성 감염 시 혈당이 증가하면 일시적으로 인슐린 치료를 하는 경우도 있다.

이렇듯 인슐린은 심한 당뇨병 환자뿐 아니라, 철저한 혈당 조절이 필요하거나 일반 약제의 사용이 조심스러운 모든 당뇨병 환자의 치료에 사용되고 있다.

인슐린을 맞으면 몸이 망가진다?

아니다. 앞서 설명한 대로 인슐린은 어떤 심각한 경우에도 쓸 수 있기 때문에 생긴 오해이며, 인슐린은 주사로 맞아야 하는 불편함과 저혈당의 위험 외에는 비교적 안전하고 효과가 좋은 약이다.

한번 맞으면 평생 맞아야 한다?

인슐린 치료를 시작할 때 대부분의 환자들이 묻는 질문이다. 하지만 꼭 그런 것은 아니고, 인슐린 치료를 중단할 수 있는 경우도 있고, 인슐린 치료가 계속 필요한 경우도 있다.

인슐린 치료를 중단할 수 있는 경우

- 임신이나 수유 때문에 인슐린 치료를 하는 경우에는 출산하고 수유를 중단하면 경구혈당강하제로 변경할 수 있다.
- 수술이나 감염 등 급성 질환으로 인슐린 치료를 한 경우, 질병이 회복되면 중단할 수 있다.
- 당뇨병의 급성 고혈당성 합병증 때문에 시작한 경우도 그 상태를 벗어나면 중단 가능하다.
- 간기능이나 신기능 이상 때문이라면, 간기능이나 신기능이 좋아지면 안 맞을 수 있다.
- 당뇨병 초기에 혈당이 너무 높은 경우, 일정 기간 인슐린 치료 후 경구혈당강하제로 변경할 수 있다.

인슐린 치료가 계속 필요한 경우

- **제1형 당뇨병 환자**: 제1형 당뇨병은 자가면역 기전 등의 원인으로 췌장에서 인슐린이 생성되지 못해 발생하는 당뇨병이므로 인슐린 외에 다른 치료 약제가 없다. 인슐

린 치료를 중단하면 당뇨병성 케톤산증이라는 심각한 급성 합병증으로 생명이 위독하게 된다.

- **제2형 당뇨병 환자 중 경구혈당강하제로 혈당이 잘 조절되지 않는 경우**: 우리 나라 당뇨병 환자의 대부분은 제2형 당뇨병 환자로, 제2형 당뇨병은 세월이 가면서 췌장의 인슐린 분비능이 점점 감소하고 혈당이 조금씩 증가하는 자연 경과를 보인다. 따라서 열심히 운동하고 식이요법을 하고 약물을 복용해도 많은 환자들이 인슐린 치료가 필요한 단계에 도달하게 된다. 이런 경우 시작한 인슐린 치료는 지속적으로 필요하다.
- **심한 간·신장질환자**: 당뇨병이 만성 질환으로 완치되지 못하는 것처럼, 대부분의 간·신장질환도 완치되지 못하는 경우가 많다. 따라서 심한 간·신장질환으로 인해 인슐린 치료를 하고 있는 환자들은 지속적으로 인슐린 치료가 필요하다.

혈당조절이 점점 개선되면 경구혈당강하제 또는 인슐린 중단이 가능한 경우도 있다. 하지만 어느 시기에 얼마 동안이나 중단할 수 있을지는 조심스러운 사항이므로, 절대 환자 스스로 약을 줄이거나 중단하지 말고 반드시 담당의와 상의해야 한다.

12

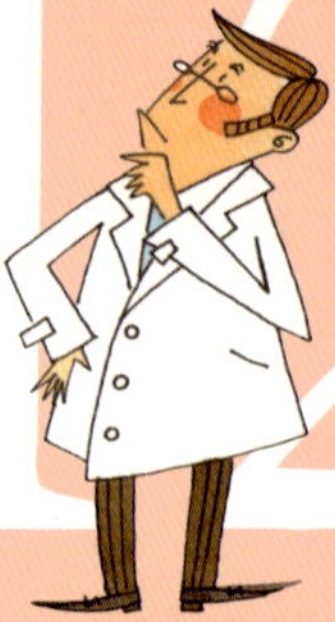

당뇨병인데 왜 안과 검진이 필요한가?

당뇨병에서는 눈에 오는 망막 합병증이 흔하여 안과 검진이 필수적인데, 처음 진단 시부터 망막병증이 동반되어 있는 경우가 상당수 있다. 따라서 당뇨병으로 진단받으면 진단 시부터 적어도 1년에 한 번 망막병증에 대한 검진을 필수적으로 받아야 한다.

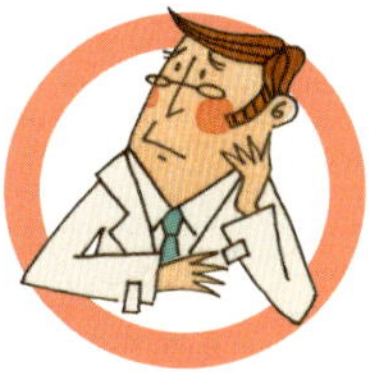

당뇨병과 눈

당뇨병은 만성 질환으로 잘 완치되지 않는다. 또한 당뇨병은 진행하는 병으로, 시간이 흐르면 병이 조금씩 악화된다. 이는 혈당을 조절하는 인슐린을 분비하는 췌장의 기능이 점점 감소하기 때문이다. 따라서 당뇨병 환자들은 열심히 식사조절을 하고 운동을 하며 약물 치료를 하더라도 조금씩 혈당이 증가하면서 복용해야 하는 약물이 늘어나는 경우가 많다.

이렇게 오랜 기간 혈액 속의 포도당 농도가 정상 이상으로 높게 유지되면 당뇨병의 여러 합병증이 발생하게 되는데, 대표적인 것이 당뇨병성 망막병증, 당뇨병성 신증, 당뇨병성 신경병증이다. 이 중 당뇨병성 망막병증은 20~75세의 성인에서 시력 소실을 유발하는 가장 흔한 원인이다.

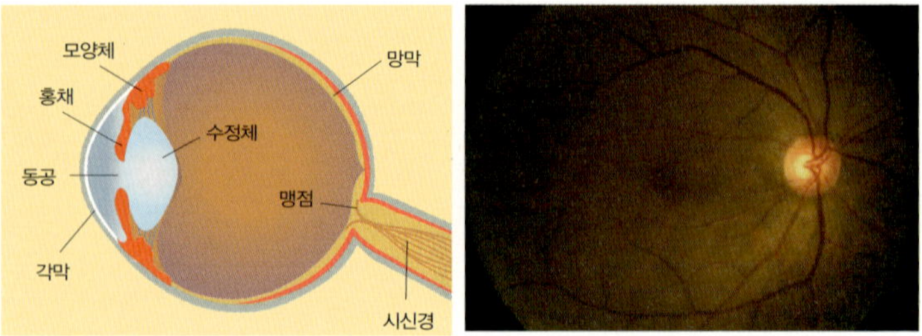

그림 5. 눈의 구조(왼쪽)와 정상 망막(오른쪽)

망막은 안구의 가장 뒷부분에 위치하며 시신경이 분포하는 곳으로, 망막의 중심 부위인 황반에 이상이 생기면 시력 손실을 가져올 수 있다.

당뇨병성 망막병증은 그 진행 정도에 따라 비증식성 망막병증과 증식성 망막병증으로 나누는데, 비정상적인 신생 혈관이 자라나는 경우를 증식성 망막병증이라 한다. 증식성 망막병증에 생겨나는 신생 혈관은 비정상적인 혈관이라 쉽게 출혈을 일으켜 유리체 출혈이 되기도 하고, 출혈 부위가 아물면서 망막을 잡아당겨 망박박리를 일으켜 시력 손실을 가져올 수 있다. 따라서 증식성 망막병증이 나타나면 레이저 광응고술로 신생 혈관이 출혈하는 것을 방지하는 치료를 해야 한다.

그런데 문제는 출혈이 나타나거나 망막박리로 인해 시력 손실이 나타날 때까지 환자가 느끼는 증상이 전혀 없다는 것이다. 따라서 당뇨병으로 진단받게 되면 당뇨병성 망막병증에 대한 평가를 위해 안과 검진이 필수적이다.

백내장 혹은 안구건조증에 대한 진료를 이미 받았다고 하더라도, 이들은 당뇨병과 관련된 합병증이 아니라 눈의 비교적 앞부분인 각막과 수정체의 병이고, 당뇨병성 망막병증은 망막의 아주 가장자리에서부터 변화가 시작되어 중앙 부분으로 진행하므로, 망막 주변부를 잘 볼 수 있도록 산동하여 검진하지 않으면 그 변화를 놓칠 수 있다.

당뇨병으로 진단받으면 진단 시부터 적어도 1년에 한 번 망막병증에 대한 검진을 필수적으로 받아야 한다.

당뇨병성 망막병증의 치료

당뇨병성 망막병증은 앞서 설명했듯이 중증도에 따라 크게 비증식성 망막병증과 증식성 망막병증으로 나누고, 비증식성 망막병증은 다시 경증·중등증·중증으로 나눌 수 있다. 경증이나 중등증인 경우 일정 기간마다 검진만 진행되고 적극적인 약물 치료나 수술이 시행되지는 않기 때문에, 정작 환자들은 본인이 망막병증이 있다는 것을 모르고 있는 경우도 많다.

시력 손실의 위험이 있어 레이저 광응고술을 시행하면, 중

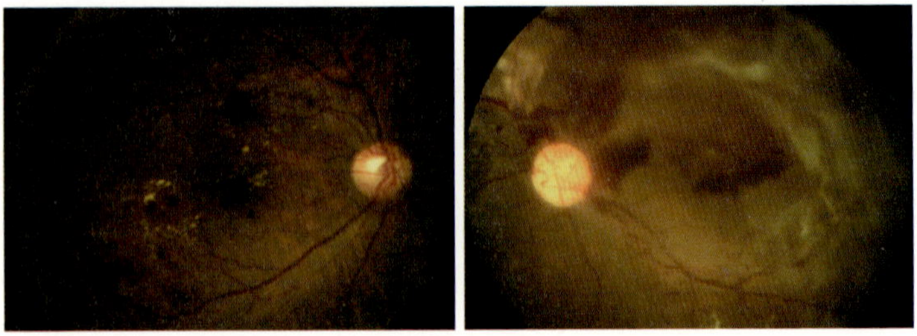

그림 6. 증식성 당뇨병성 망막병증 환자의 안저(왼쪽)와 견인성 망막박리가 발생한 환자의 안저(오른쪽) 사진

심 시력은 보존되지만 망막의 주변부 기능은 잃어버려 오히려 시야가 좁아지는 결과를 가져온다. 그러므로 시력을 위해 레이저 광응고술을 받은 환자들이 치료 후 만족하지 못하고 불만을 토로하는 경우가 많다. 레이저 광응고술은 망막병증이 진행하여 시력을 완전히 잃는 것을 예방하기 위한 치료이지, 당장 어떤 증상을 개선하는 치료가 아니다.

당뇨병성 망막병증이 안 생기게 하려면?

당뇨병성 망막병증으로 시력 손실이 발생하면 이를 되돌릴 수 있는 방법이 없고, 필요한 경우 레이저 광응고술을 시행하여 완전한 시력 손실이 발생할 위험을 줄일 뿐이다. 그러므로 당뇨병성 망막병증이 생기지 않도록 예방하는 것이 가장 중요하다.

당뇨병성 망막병증을 예방하는 가장 좋은 방법은 철저한 혈당과 혈압 조절이다. 당화혈색소를 1% 낮출 때마다 망막병증의 발생 위험이 31% 감소하며, 수축기 혈압이 10mmHg 감소될 때마다 광응고술을 받을 위험이 11% 감소한다는 연구 결과가 있다.

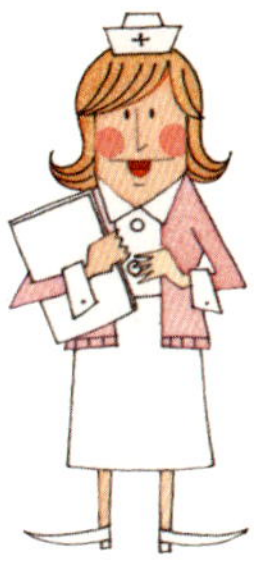

13

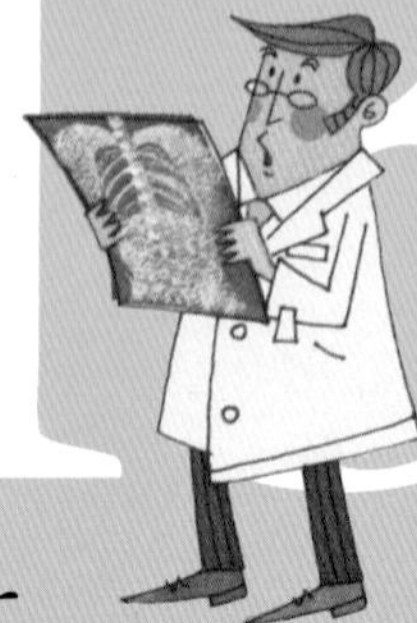

관상동맥 질환과 뇌졸중의 예방 및 치료

당뇨병은 만성 혈관 합병증을 예방하는 것이 중요하며, 이를 위해서는 혈당 및 혈압 조절, 고지혈증 조절, 금연을 하고 고위험군에서는 아스피린을 사용하는 것이 필요하다. 만약 관상동맥 질환에 의한 급성 심근경색이나 뇌졸중이 의심된다면, 빠른 시간 안에 응급실을 방문하여 적절한 검사와 치료를 받아야 한다.

당뇨병과 관상동맥 질환, 뇌졸중의 관계

당뇨병 관리의 궁극적인 목적은 만성 혈관 합병증이 생기지 않도록 하여 건강하게 오래 사는 것이라고 해도 과언이 아니다. 만성 혈관 합병증 중에서 가장 위중도가 높은 것이 바로 관상동맥 질환과 뇌졸중이다.

심장은 태어나서 죽는 순간까지 멈추지 않고 계속해서 박동한다. 심장이 멈추지 않고 박동할 수 있도록 충분한 산소와 영양분을 공급해 주는 역할을 하는 것이 관상동맥이다. 관상동맥 질환은 이러한 혈관에 죽상반이라고 하는 콜레스테롤 찌꺼기 등이 쌓여서 혈관이 좁아지는 병이다.

관상동맥은 왼쪽으로 향하는 가지가 2개, 오른쪽으로 향하는 가지가 1개 있는데, 이 중 어느 하나라도 70% 이상 좁아지면 혈액공급이 원활하게 이루어지지 않는다. 이러한 상황에서 심한 운동을 한다든지 감정적으로 흥분하는 경우 충분한 혈액공급이 이루어지지 않고, 심지어는 죽상반이 터져서 혈관이 막히게 된다. 이것이 바로 급성 심근경색이 생기는 기전이다.

뇌졸중은 뇌혈관이 막히는 뇌경색과 뇌혈관이 터지는 뇌출혈을 합쳐서 일컫는 말이다. 역시 뇌로 산소와 영양분을 공급해 주는 혈관에 죽상반이 생기면서 동맥경화가 발생하는 것이 주요 원인이다.

당뇨병 환자는 이러한 관상동맥 질환과 뇌졸중이 발생할 위험이 당뇨병이 없는 사람에 비하여 약 2~3배 높다. 따라서 당뇨병 환자는 관상동맥 질환과 뇌졸중을 예방하고, 혹시라도 이러한 병이 생겼을 때 빠르고 적절하게 치료받는 것이 무엇보다 중요하다.

관상동맥 질환과 뇌졸중의 증상

관상동맥 질환이 진행되면 가슴을 짓누르거나 꽉 조이는 것 같은 통증이 발생한다. 이러한 통증이 발생하는 것을 협심증이라고 하는데, 주로 운동을 하거나 감정적으로 흥분했을 때 통증이 심해지고 안정 시에는 호전된다. 통증이 더욱 심해져서 극심하게 느껴지거나 숨이 차고 식은땀이 날 경우에는 심근경색으로 진행하는 신호일 수 있다.

당뇨병 환자는 특이하게도 전형적인 통증 없이 심근경색이 발생하는 경우가 있기 때문에, 설명하기 어려운 가슴 불편감 또는 숨이 차는 증상이 있다면 심장 검사를 받아보는 것이 좋다.

뇌졸중은 뇌로 향하는 혈관에 문제가 생기는 병으로 극심한 두통과 팔·다리의 마비, 감각 이상이 나타나는 것이 전형적인 증상이다. 경우에 따라서는 갑자기 말하는 것이 어려워지고 한쪽 눈이 보이지 않게 될 수도 있다. 더욱 심한 경우에는 의식을 잃고 쓰러지게 된다.

관상동맥 질환과 뇌졸중의 예방

관상동맥 질환과 뇌졸중은 한번 발생하면 심장기능과 뇌기능에 치명적인 후유증을 남길 수가 있기 때문에 예방이 중요하다. 이러한 관상동맥 질환과 뇌졸중을 예방하기 위해서는 혈당 및 혈압 조절, 고지혈증 조절, 금연을 하고 필요 시 아스피린을 복용해야 한다.

혈당조절

당뇨병 환자에서 원활한 혈당조절은 다양한 합병증을 예방하는 가장 중요한 요소 중 하나이다. 일반적으로 당화혈색소가 1% 감소할 때마다 관상동맥 질환과 뇌졸중의 위험이 12~20% 정도 감소하는 것으로 알려져 있다. 혈당조절을 위해서는 적절한 식사요법과 운동요법, 체중조절이 기본이 된다. 이에 추가적으로 다양한 당뇨병 약제를 사용할 수 있는데, 당뇨병의 유병기간이 길거나 나이가 많은 사람들에서는 저혈당이 발생하지 않도록 하는 것도 중요하다.

일반적인 혈당조절의 목표는 당화혈색소를 7.0% 미만으로 유지하는 것이지만, 혈당을 낮춘다고 반드시 심장, 뇌혈관 합병증이 줄어드는 것은 아니기 때문에, 담당의와 상의하여 본인에게 맞는 적절한 혈당조절 목표를 세우는 것이 필요하다.

혈압조절

혈압은 혈당보다 관상동맥 질환과 뇌졸중에 직접적인 연관성이 있다. 당뇨병 환자에서도 원활한 혈압조절이 필수적이다.

2014년 개정된 미국 고혈압 가이드라인(JNC 8)에 따르면, 당뇨병 환자에서 혈압조절의 목표는 수축기 혈압 140mmHg 미만, 이완기 혈압 90mmHg 미만을 유지하는 것이다. 이를 위해서는 염분섭취를 줄이는 식사요법과 운동요법을 시행해야 하고, 목표혈압에 도달하지 못하면 한두 개의 혈압 약을 이용해 혈압조절을 시작해 볼 수 있다.

고지혈증 조절

고지혈증을 조절하는 것 역시 관상동맥 질환과 뇌졸중에 매우 중요하다. 2013년 미국심장학회 권고안에서는 40~75세 당뇨병 환자는 모두 스타틴을 복용할 것을 권고하고 있다.

다행스러운 것은 최근 20년 동안 당뇨병 환자에서 심근경색 발생 빈도가 감소하고 있는데. 이러한 현상은 스타틴 계열 약제 사용이 기여한 바가 큰 것으로 생각된다.

고지혈증 치료에 관한 내용은 15장 '당뇨병에 동반된 질환, 고지혈증'에서 다룬다.

금연

당뇨병 환자는 모두 금연을 해야 한다. 금연을 위해서는 보건소의 금연 프로그램을 이용하거나 금연 보조제를 사용하는 것이 효과적이다. 일부 환자에서는 금연 후 일시적인 체중증가가 나타날 수 있으나, 그럼에도 불구하고 금연이 가져오는 이득이 훨씬 크다고 할 수 있다.

아스피린 사용

아스피린은 혈소판 응집을 억제하여 혈액이 굳는 것을 막아주는 역할을 한다. 아스피린은 관상동맥 질환과 뇌경색을 예방하는 데 사용할 수 있다. 특히 50세 이상 남자나 60세 이상 여자에서 심장뇌혈관 질환의 가족력, 고혈압, 흡연, 고지혈증, 신장 합병증 중 어느 하나라도 있는 경우에는 아스피린을 사용하는 것이 좋다.

다만, 출혈 경향을 증가시킬 수 있으므로 이에 대해서도 유념해야 한다.

관상동맥 질환과 뇌졸중 발생 시 대처요령과 치료

관상동맥 질환에 의한 급성 심근경색 또는 뇌졸중이 발생하면 지체 없이 응급실로 가야 한다. 급성 심근경색과 뇌졸중은 촌각을 다투는 질환이기 때문에, 얼마나 빨리 응급실에 도착하는지에 따라 후유 장애의 정도가 극명하게 달라질 수 있다.

관상동맥 질환의 경우 혈관 촬영을 하여 관상동맥 중 어느 한 곳이라도 70% 이상 좁아져 있으면 '스텐트'라고 하는 미세한 철망을 이용하여 혈관을 넓히는 시술을 하게 된다. 만약 스텐트 시술이 적절하지 않다고 판단되면, 정상 혈관을 이어 붙이는 관상동맥우회수술을 한다.

뇌경색의 경우는 혈관을 막고 있는 혈전을 녹이는 약물 치료를 하고, 뇌출혈은 경우에 따라 수술적 치료를 하게 된다.

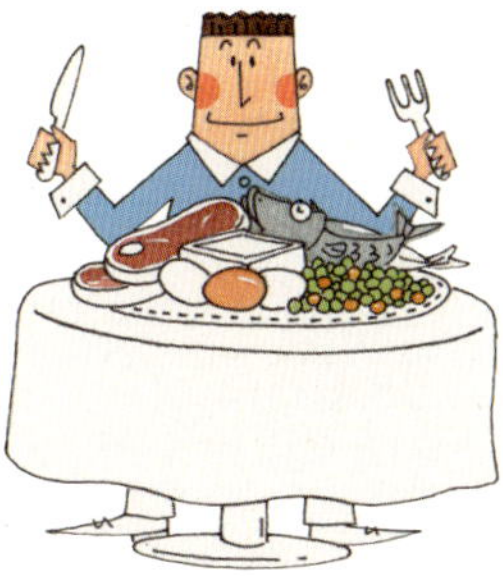

14

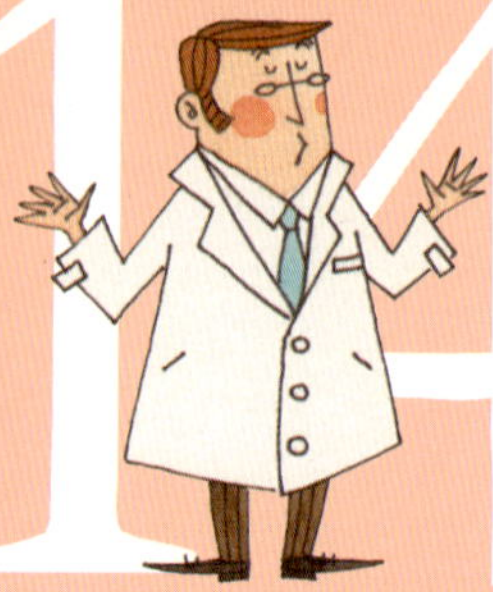

당뇨병 환자의 발에 대하여

한 보고에 의하면, 당뇨병 환자가 평생 동안 발에 궤양을 앓을 가능성은 약 15%이며, 3%는 하지절단을 경험한다고 한다. 우리 나라도 외상에 의해 다리를 절단하는 경우 외에 하지절단의 가장 큰 원인은 당뇨병 환자에서 발에 생기는 궤양 때문이다. 당뇨병은 발에 어떤 영향을 미치는 것일까?

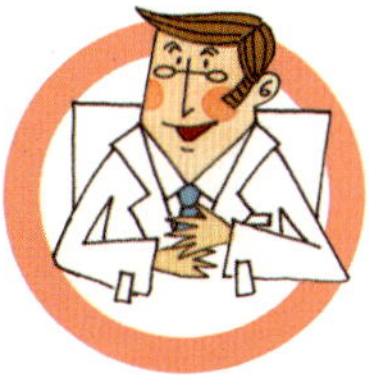

당뇨병과 발

40대 초반의 A씨는 열심히 혈당조절을 하겠다는 의지로 하루 3회 인슐린 주사를 맞으며 매일 혈당 측정도 잘하는 모범 환자이다. 그러나 그가 열심히 할수록 안타까운 마음이 드는 것은 수년 전 당뇨발로 하지절단술을 받았기 때문이다.

사실 이 환자가 당뇨병을 진단받은 지는 10년 이상 되었다. 그러나 많은 환자들이 그렇듯이 치료하지 않아도 별 불편함을 못 느껴 5년 이상 당뇨 치료를 제대로 하지 않은 채 지내오다 갑자기 오른발의 염증 소견으로 응급실에 왔다. 이미 발의 염증은 심하게 진행된 상태로 다리까지 번져 있었고, 피부와 근육뿐 아니라 뼈까지 침범하고 있어 항생제만으로 치료가 불가능한 상태였다. 할 수 없이 환자는 무릎 아래로 하지절단술을 받았고,

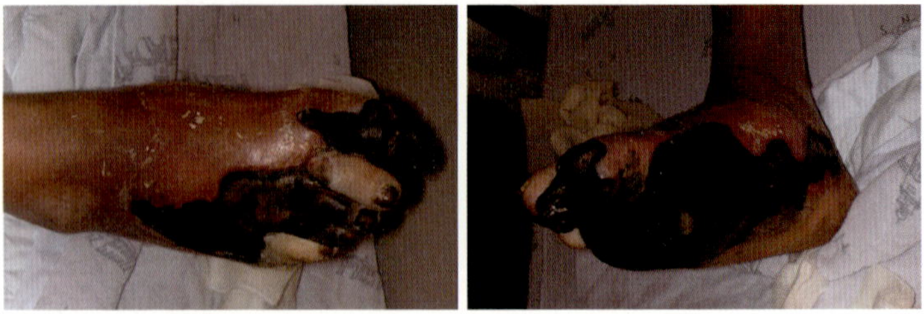

그림 7. 당뇨병으로 궤양이 발생한 발

이후 환자가 그 심각성을 깨달아 열심히 혈당조절을 하게 된 것이다.

물론 이때부터라도 당뇨병 관리를 잘 하여 이후에 생길 심근경색이나 뇌경색 또는 신부전 등 합병증의 발생 위험을 많이 줄일 수 있게 된 것은 잘 된 일이지만, 그 대가로 젊은 나이에 다리 하나를 잃게 된 것은 너무 비싼 대가가 아닌가!

서구의 보고에 의하면, 당뇨병 환자가 평생 동안 발에 궤양을 앓을 가능성은 약 15%이며, 3%는 하지절단을 경험한다고 한다. 건강보험공단 발표에 의하면, 우리 나라에서도 당뇨병 환자의 1.2%에서 족부질환이 발생하였는데, 당뇨병 환자에서 인구 10만 명당 족부질환 발생률은 족부절단 49.7명, 족부궤양 99.7명, 족부손상 1,051명이었다. 비당뇨병 환자에서는 족부절단이 4.2명, 족부궤양이 10.3명, 족부손상이 943명으로 당뇨병

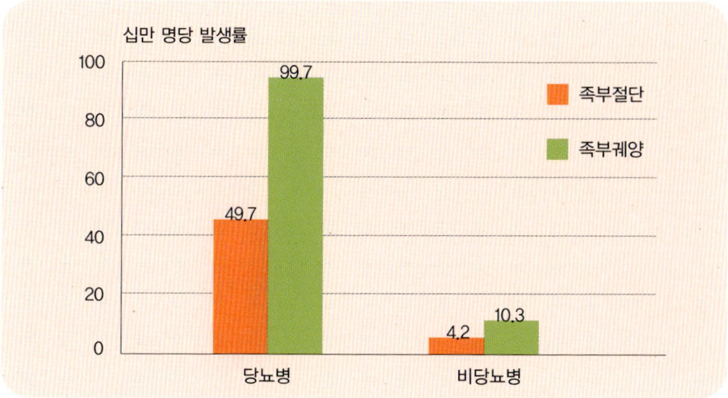

그림 8. 당뇨병 환자와 비당뇨병 환자의 족부질환 발생률 비교(당뇨병 환자에서 족부절단이 11.7배, 족부궤양이 9.7배 높게 발생)

환자에서 족부절단이 11.7배, 족부궤양이 9.7배 높게 발생하였다. 서구와 마찬가지로 우리 나라도 외상에 의해 다리를 절단하게 되는 경우를 제외하면, 하지를 절단하는 가장 큰 원인이 당뇨병 환자에서 발에 생기는 궤양 때문이다.

그나마 다행스러운 것은 당뇨병성 족부질환이 1980년대 2.9%에서 최근 보고에서 1.2%로 감소하고 있다는 것이다. 이는 최근 들어 사람들이 당뇨병과 그 합병증에 대해 더 잘 알게 되고 경각심을 가지면서 혈당조절이 개선되고 발 관리가 잘 된 결과라 생각된다.

많은 당뇨병 환자들은 발의 감각이 이상하다거나 찌릿찌릿하게 아프다거나 하는 다양한 증상을 호소한다. 환자들은 증상이 불편하므로 치료를 하려는 경우도 있지만, 더 많은 경우는 발에서 느껴지는 증상이 하지절단과 같은 무서운 당뇨발로 연결될 것인지를 두려워한다. 그러나 하지절단은 적건 크건 발에 궤양이 생기고 진행하면서 생기는 것이지, 단순히 이상 감각만 있는 발에서는 발생하지 않으니, 이에 대해서는 걱정하지 않아도 된다.

당뇨병 환자의 발에 궤양이 잘 생기는 이유

당뇨병 환자의 발에 궤양이 잘 생기고, 생긴 상처가 잘 낫지 않는 이유는 무엇일까?

첫째는 당뇨병성 신경병증 때문이다. 당뇨병성 신경병증은 당뇨병의 만성 합병증의 하나로 우리 몸의 감각신경, 운동신경, 자율신경 모두에 발생할 수 있다.

먼저, 감각신경에 손상이 발생하면 찌릿찌릿한 증상, 화끈거림, 칼로 찌르는 듯한 통증 등 다양한 증상이 나타날 수 있고, 오래 되면 감각이 둔해져 아프거나 뜨겁거나 찬 것 등을 잘 느끼지 못하게 된다. 따라서 뜨거운 물이나 온돌방에서 화상을 입기도 쉽고, 돌멩이나 못 등 이물질에 의해 쉽게 상처를 입게 된다. 어떤 환자는 여름에 맨발에 슬리퍼를 신고 밖에 나갔다 돌아와 보니 슬리퍼 한 짝이 없어졌더라고 한다. 발에 감각이 없어져 슬리퍼가 벗겨진 것도, 맨발로 땅을 밟고 있다는 것도 느끼지 못한 것이다. 그 발에 얼마나 많은 상처가 났을지 상상해 보라.

감각신경 손상으로 인한 감각저하 외에 운동신경 손상도 당뇨발이 생기는 원인을 제공한다. 운동신경에 이상이 생기면 발의 작은 근육들의 작용에 문제가 생겨 발의 모양이 변하게 된다. 이렇게 변형된 발에서 튀어나온 부분들이 비정상적으로 집중적인 압력을 받아 굳은살, 출혈, 궤양 등이 발생한다.

또한 땀 분비를 조절하는 자율신경이 손상되면 발에 땀이 나지 않아 피부가 건조해지고 갈라지게 되어, 손상된 피부 사이로 세균감염이 쉽게 발생할 수 있다.

둘째는 말초혈관의 문제이다. 당뇨병이 있는 경우 우리 몸의 크고 작은 혈관이 좁아지고 막혀 혈액순환 장애가 생기게 되는데, 특히 심장에서 멀리 있는 다리와 발의 혈관이 좁아지거나 막히는 경우가 많이 발생한다. 앞서 신경병증으로 인해 상처나 궤양이 생기면 혈액을 통해 영양과 산소, 약물 등이 잘 공급되어야 치유될 수 있는데, 말초혈관 질환이 있어 혈액공급이 잘 되지 않으면 상처가 잘 낫지 않게 된다.

Hospital Memo

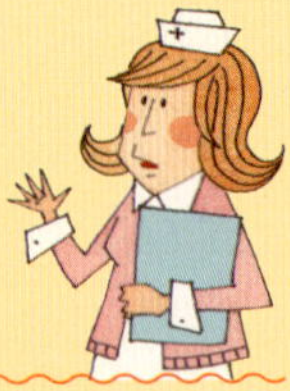

당뇨병 환자의 발 관리(대한당뇨병학회)

가장 효과적인 당뇨발 관리는 궤양과 상처가 발생하지 않도록 예방하는 것이다. 상처가 치료되었어도 당뇨발이 재발할 확률은 5년에 50%가 넘으며, 따라서 적절한 발 관리가 매우 중요하다.

당뇨병 환자의 발 관리 방법은 다음과 같다.

❶ 신발은 발에 잘 맞고 편안한 것을 신는다.
❷ 발은 비누를 이용하여 매일 미지근한 물로 씻고, 마른 수건으로 발가락 사이를 잘 닦아 건조시킨다.
❸ 발톱은 너무 짧거나 길지 않게 일자로 자르고, 발톱을 자를 때는 발톱의 색이나 모양도 살펴본다.
❹ 발에 상처가 있는지 주의 깊게 관찰하고, 발바닥은 거울을 이용하여 잘 들여다본다.
❺ 물집, 상처, 티눈, 굳은살 등 발에 변화가 발견되면 꼭 담당의를 찾아 진료를 받는다.
❻ 발이 건조하고 갈라짐이 있다면 상처가 생기지 않게 보습제를 바르고 관리한다. 단, 발가락 사이에는 로션이나 크림을 바르지 않는다.

❼ 발이 저리고 화끈거리고 무감각한 당뇨병성 신경병증 통증이 나타나면 즉시 담당의를 찾는다.

❽ 사계절 내내 실내 · 외에서 모두 면양말을 신어 발을 보호하도록 한다.

❾ 발의 감각 저하로 화상을 입기 쉬우므로 히터나 난로, 전기담요, 더운 물주머니 등 어떤 종류의 열도 발에 대지 않도록 하며, 찜질방과 사우나 이용 시 특히 주의한다.

❿ 금연을 한다.

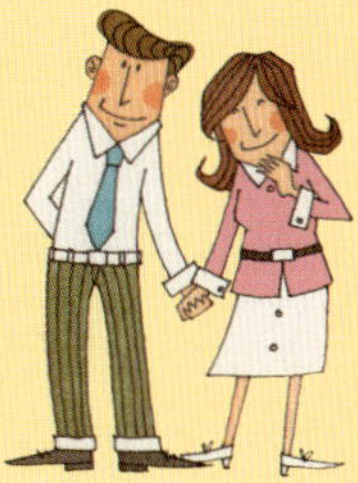

15

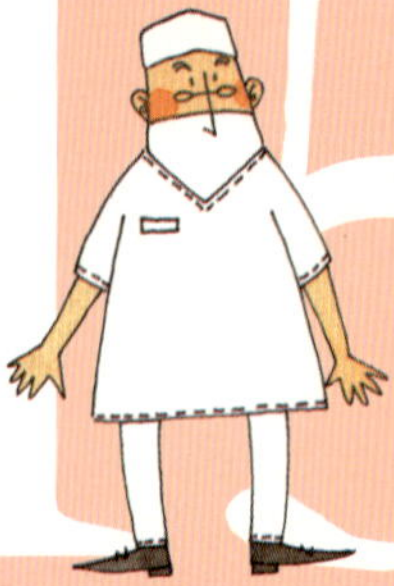

당뇨병에 동반된 질환, 고지혈증

당뇨병 환자의 주된 사망요인이 심혈관계 질환인 것을 고려하면, 당뇨병 환자는 특히 고지혈증, 고혈압, 흡연 등 심혈관계 위험인자를 잘 조절해야 한다. 당뇨병은 고지혈증과 고혈압이 함께 발병되는 경우가 많아, 당뇨병 하나만 치료하는 것이 아니라 고지혈증, 고혈압에 대한 약물 치료, 비만조절, 금연 등 여러 가지 심혈관계 위험 인자를 동시에 조절하는 것이 중요하다

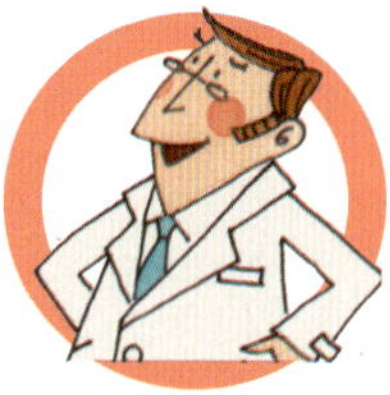

고지혈증이란 무엇이고, 당뇨병 환자에서 왜 생기나?

고지혈증이란 사람의 혈액 내에 콜레스테롤 입자나 중성지방과 같은 지질 관련 물질들이 정상 수치보다 높게 증가된 상태를 말한다.

당뇨병이 발생하면 몸속에 인슐린을 사용하는 능력이 저하되는 '인슐린 저항성'이 생기게 되는데, 인슐린 저항성이 생기면 각 기관에 잘 저장되어야 하는 지방 물질들(주로 중성지방)이 인슐린 기능 저하로 인해 분해가 일어나면서 혈액 내로 많은 지방산들이 방출된다. 이렇게 방출된 지방산들은 다시 간으로 들어가 혈액 속을 돌아다니는 콜레스테롤의 주요 원료로 쓰여져 혈중 내에 많은 콜레스테롤, 중성지방 입자가 늘어나게 되는 것이다.

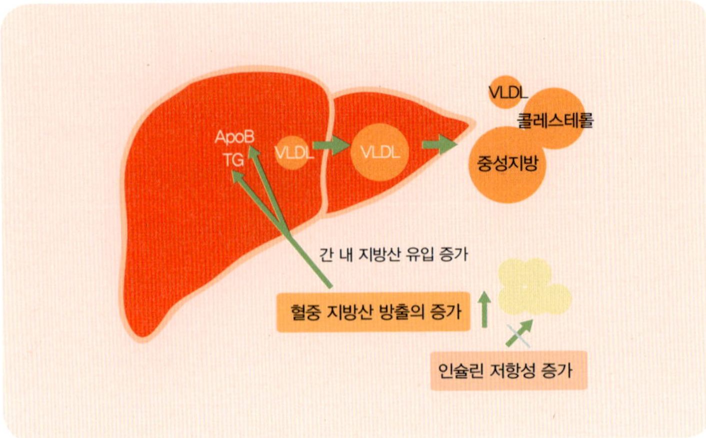

그림 9. 당뇨병 환자에서 고지혈증이 생기는 이유

당뇨병과 고지혈증은 흔하게 동반되나?

정답은 "그렇다"이다.

2013년 대한당뇨병학회에서 발표한 「한국인의 당뇨병 현황과 특징」을 보면, 당뇨병 환자의 80%에서 고지혈증이 동반되는 것으로 알려져 있다. 당뇨병 환자의 가장 주된 사망요인이 심혈관계 질환(급성 심근경색, 뇌졸중 등)인 것을 고려하면, 당뇨병 환자는 특히 고지혈증, 고혈압, 흡연 등 심혈관계 위험인자를 잘 조절해야 이러한 사망률을 줄일 수 있다.

그러나 우리 나라의 경우 당뇨병 환자의 35% 정도만이 고지혈증을 동반하고 있는 것을 인지하고 있고, 24% 환자만이 고지혈증 치료제를 복용하며, 20% 미만의 환자만이 당뇨병 환자에서의 치료 목표치에 도달하는 것으로 조사되고 있다.

당뇨병은 고지혈증과 고혈압이 마치 형제처럼 붙어서 함께 발병되는 경우가 많으므로, 당뇨병 하나만을 치료하는 것이 아니라 고지혈증·고혈압에 대한 약물 치료, 비만조절, 금연 등 여러 가지 심혈관계 위험인자를 동시에 조절하는 것이 효과적이다.

따라서 이러한 질환 중 한 가지를 가지고 있다면 다른 질환이 동반된 것은 아닌지 좀 더 정밀한 검사를 받아보아야 한다.

콜레스테롤의 종류

콜레스테롤에는 심장에 좋은 콜레스테롤과 나쁜 콜레스테롤이 있다. 또한 중성지방은 엄격하게 말하면 콜레스테롤이 아니며, 콜레스테롤보다 입자가 크고 주로 식사, 음주, 운동 등 생활습관에 의해서 수치가 좌우된다.

비만한 사람이 음주를 하고 고칼로리 음식을 많이 먹고 운동도 잘 하지 않으면 대부분 중성지방이 높아지게 된다. 콜레스테롤에는 혈관을 잘 통과하여 죽상동맥경화증, 관상동맥 질환 등을 잘 일으키는 콜레스테롤인 LDL 콜레스테롤(나쁜 콜레스롤)과, 반대의 역할로 죽상동맥경화증을 막아주는 HDL 콜레스테롤(좋은 콜레스테롤)이 있다.

적당한 콜레스테롤 수치

HDL 콜레스테롤은 60mg/dL 이상이면 좋은 편이고 그 수치가 높을수록 좋은 것이다. LDL 콜레스테롤은 190mg/dL 이상에서는 일반인의 경우도 반드시 치료가 필요하고, 당뇨병 환자의 경우 목표 수치가 100mg/dL 이하로 유지하는 것이므로, 100mg/dL 이상인 경우 담당의와 상의하여 위험인자를 고려하여 바로 약물 치료를 하는 것이 권고된다.

전체 콜레스테롤을 지칭하는 총 콜레스테롤은 치료할 때 목표 수치로 사용되지는 않으므로, 전체 콜레스테롤 수치가 200~220mg/dL로 나올 경우 좀 더 정밀하게 콜레스테롤 종류를 측정하여 치료 여부를 결정하는 것이 좋다.

콜레스테롤이 높다면 대부분 식사 및 운동요법으로 좋아질 수 있다고 생각하는데, 실제로 식사나 운동으로 인해 좌우되는 것은 중성지방 수치이고, 콜레스테롤은 열심히 생활습관을 개선해도 전체 수치의 20~30% 정도밖에는 좋아지지 않는다. 따라서 위험도를 고려하여 고위험군은 조기에 약물 치료를 하는 것이 좋다.

잘 알려진 약물은 스타틴 계열의 약물로 치료 효과가 뛰어나고 많은 개선 과정을 거쳐서 그 안전성도 우수하다.

16

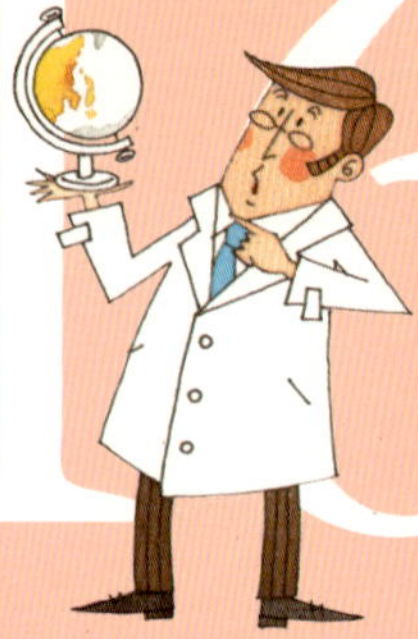

임신성 당뇨병과 임신부의 당뇨병 관리

임신성 당뇨병 임신부의 혈당이 높아지면 태아의 혈당도 높아지는데, 임신 초기에 임신부의 혈당이 높으면 태아 발달과 성장을 억제하여 기형아 발생이나 자연유산을 증가시킨다. 따라서 임신성 당뇨병 임신부에서 임신기간 중 혈당조절을 철저히 해야 하며, 이를 위해서는 식사요법과 운동요법을 기본적으로 하고, 필요하다면 인슐린 주사요법을 병행한다.

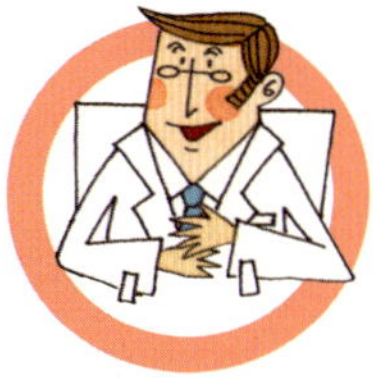

사례

34세 임신부가 임신 24주에 시행한 임신성 당뇨병 선별검사에서 혈당이 218mg/dL로 나와, 2일 후 임신성 당뇨병 진단검사(100g 경구당부하 검사)를 시행하였다. 검사 결과 공복 혈장 포도당 농도는 132mg/dL, 1시간 후 237mg/dL, 2시간 후 198mg/dL, 3시간 후 157mg/dL였다. 임신 전 직장검진에서 공복혈당이 다소 높다는 이야기는 들었지만 당뇨병은 아니었다고 한다. 가족력상 어머니가 54세에 제2형 당뇨병으로 진단받아 현재 경구혈당강하제로 치료 중이다. 신장은 157cm, 임신 전 체중은 59kg, 현재 체중 70kg, 혈압은 정상이었다. 내과에 방문하여 시행한 공복혈장 포도당 농도는 134mg/dL, 당화혈색소는 6.7%였다.

임신성 당뇨병의 진단

임신성 당뇨병은 임신으로 인한 생리적 변화에 의해서 임신 중 처음 발견되거나 진단된 고혈당으로 정의한다. 하지만 최근 가임기 여성에서도 제2형 당뇨병이 급증하고 있고, 임신부 중 진단받지 못한 제2형 당뇨병 환자가 증가하고 있어, 처음 산전 방문 시 당뇨병의 선별검사를 권장하고 있다. 이때 당뇨병으로 진단받은 임신부는 임신 중에 처음 진단되긴 했지만, 임신성 당뇨병이 아니라 현성 당뇨병으로 진단해야 한다.

임신성 당뇨병의 진단은 100g 경구당부하 검사로 하지만, 최근에는 75g 경구당부하 검사를 하기도 한다. 임신성 당뇨병의 진단 기준치는 100g 경구당부하 검사의 경우 공복 95mg/dL, 식후 1시간 180mg/dL, 식후 2시간 155mg/dL, 식후 3시간 140mg/dL로, 4회의 결과 중 2회 이상이 기준치를 초과하면 임신성 당뇨병으로 진단한다.

앞서 소개한 임신부는 경구당부하 검사상 임신성 당뇨병으로 진단할 수 있다. 임신 전 직장검진에서 당뇨병은 아니었다고 하지만 당뇨병 전단계로 추정할 수 있고, 임신성 당뇨병 진단 검사에서 공복혈당이 132mg/dL, 이후 다시 검사한 공복혈당이 134mg/dL, 당화혈색소가 6.5%를 초과하여 당뇨병으로 진단할 수 있다.

임신성 당뇨병은 왜 발생할까?

임신 중에는 태반에서 분비되는 태반호르몬과 임신 중 체지방의 증가에 의해서, 혈당을 조절하는 인슐린의 효과가 감소하는 인슐린 저항성이 증가한다. 그러나 정상 임신부에서는 인슐린 저항성이 증가하면 인슐린을 더 많이 분비하여 임신 중 혈당을 정상으로 유지한다. 실제 인슐린 저항성은 임신 전에 비하여 임신 말기에 2~3배 증가하고, 이에 상응하여 인슐린 분비능도 2~3배 증가하는 것으로 알려져 있다. 임신 중에는 인슐린을 분비하는 췌장 베타세포의 수가 증가하거나 기능이 상승하여 인슐린 분비능이 증가하는 것으로 여겨진다.

그러나 임신성 당뇨병으로 진단된 임신부에서는 정상 임신부에 비하여 인슐린 분비능이 감소되어 있으며, 분만 후 시행한 인슐린 분비능 검사에서도 정상 여성에 비하여 분비능이 감소되어 있다. 임신성 당뇨병 임신부의 유전적 특성을 연구한 결과에 따르면, 임신성 당뇨병 임신부는 인슐린 분비와 연관된 유전자들에서 정상 임신부와 차이가 많이 발견되었다.

따라서 임신성 당뇨병은 췌장 베타세포의 보상작용에 장애가 있어 인슐린 분비능이 증가하지 못하는 경우 발생한다고 생각할 수 있다.

임신성 당뇨병은 얼마나 발생하고, 어떤 임신부에서 잘 생기나?

임신성 당뇨병은 전체 임신부 중 5%에서 발생하는 것으로 추정된다. 그러나 임신부의 나이가 35세 이상인 고령 임신부에서는 약 10%에서 임신성 당뇨병이 발생한다. 고령이 임신성 당뇨병의 위험인자인 것처럼, 비만, 임신 중 과도한 체중증가, 당뇨병의 가족력, 작은 키 등이 임신성 당뇨병의 위험인자이다.

앞서 소개한 임신부에서는 임신 전 체질량지수가 24kg/m^2로 과체중에 해당되며, 임신 중 체중 증가량도 많은 편이었고, 당뇨병의 가족력이 있었다. 또 키도 작아 임신성 당뇨병의 발생 위험이 높은 편이었다.

임신성 당뇨병의 문제점

임신부의 혈당이 높아지면 태아의 혈당도 높아지게 된다. 임신 초기에 임신부의 혈당이 높으면 태아 발달과 성장을 억제하여 기형아 발생이나 자연유산을 증가시킨다. 그러나 임신 중기나 말기에 임신부의 혈당이 높아지면 태반을 통하여 과도한 영양소가 태아에게 전달된다. 태반을 통한 영양소의 과다한 공급은 태아 췌장 베타세포를 자극하여 인슐린 분비를 자극시키고, 이로 인하여 거대아가 발생하게 된다. 임신성 당뇨병에서 흔히 관찰되는 주산기 합병증으로는 신생아 저혈당, 황달, 호흡곤란증이 있고, 산과 합병증으로는 임신성 고혈압, 전자간증, 양수과다증, 그리고 거대아로 인한 난산, 제왕절개 시술 증가 등이 있다.

국내 자료에 의하면, 한국인 임신부의 거대아(출생 체중≥4.0 kg) 발생빈도는 5~6%이지만, 임신성 당뇨병 임신부에서 거대아 발생빈도는 10~15%이다. 임신부의 혈당이 계속해서 높으면 심한 거대아가 발생하여 태아의 산소요구량이 증가하기 때문에, 산소의 공급이 제한될 경우 저산소증이 쉽게 일어날 수 있어 임신 말기에 태아사망 위험이 높아진다.

임신성 당뇨병 관리

임신성 당뇨병에서 발생할 수 있는 주산기 및 산과 합병증을 예방하기 위해서는 정상적인 태아 성장과 철저한 혈당조절이 필요하다. 임신성 당뇨병에서 혈당조절 목표는 일반적인 당뇨병의 혈당조절 목표와는 다르다. 정상 임신부의 공복혈당 또는 식전혈당은 60~80mg/dL이고, 식후혈당은 120mg/dL를 초과하지 않는다. 따라서 임신성 당뇨병 임신부에서 임신기간 중 혈당조절 목표는 공복혈당을 60~90mg/dL, 식후 2시간 혈당을 130mg/dL 이하로 유지하는 것이다.

이를 위해서 식사요법과 운동요법을 기본적으로 시행하고, 필요하다면 인슐린 주사요법도 병행한다.

임신 중 식사 및 운동요법과 인슐린 주사요법

임신 중 식사요법

임신성 당뇨병에서 균형 잡힌 식사는 정상 혈당을 유지하기 위해서도 필요하지만, 태아 성장에 필요한 영양분을 공급하기 위해서 필수적이다. 임신 중에는 에너지 요구량이 증가하는데, 정상적인 태아 성장에 필요한 에너지와 임신부 자신의 신체적 변화에 필요한 에너지로 인해 증가하는 것이다.

정상 체중의 여성에서는 임신 중에 10~12kg의 체중증가가 권장되지만, 임신 전 체중이 과체중 또는 비만이었다면 이보다 적은 체중증가가 바람직하다. 따라서 과체중 또는 비만이었던 임신부에서는 칼로리 제한 식사요법을 시행한다.

하지만 칼로리 제한 식사요법은 의료진의 지도하에 이루어져야 하며, 칼로리 제한 식사요법을 시행할 때에는 케톤뇨 검사를 꼭 해야 한다.

또 다른 식사요법의 특징은 식후 혈당조절을 위해 탄수화물 제한 식사요법이 필요하다는 것이다. 이는 당뇨병 임신부에서 신생아 출생 체중 및 거대아 발생률이 공복혈당보다는 식후혈당과 높은 상관관계를 나타내기 때문이다. 탄수화물 섭취를 제한하면 식후혈당이 개선되고 인슐린 주사요법을 피할 수도 있다.

대한당뇨병학회에서는 탄수화물 50%, 지방 30%, 단백질 20%의 식사를 권장하고 있다.

임신 중 운동요법

유산소 운동은 임신성 당뇨병 관리에 효과적인 방법 중 하나이다. 임신이라는 특수한 환경에서도 운동의 종류와 강도 등을 주의해서 실천하면 효과적으로 혈당을 조절할 수 있다.

조깅이나 서서 하는 자전거 운동은 자궁수축을 일으킨다는 보고가 있어, 임신 전에 하던 운동은 임신 중에는 강도를 조정해야 한다. 라켓볼·배구·농구 등의 운동은 근육이나 관절, 인대에 손상을 줄 수 있기 때문에 임신 중에는 피해야 하고, 수상스키·스키 등도 빠른 속도로 넘어질 가능성이 있기 때문에 피해야 한다. 속보는 임신 중 좋은 운동으로, 조깅을 하던 여성은 임신 중에는 속보로 운동을 대신할 수 있다.

따라서 개인에 적합한 운동을 선택하여 낮은 강도에서 안전하게 시작하여 서서히 운동의 강도와 시간을 늘려가는 것이 바람직하다. 그러나 임신성 고혈압, 양수막 파열, 태내성장 지연, 조산의 과거력, 지속적인 출혈, 자궁경관 무력증 등이 있다면 운동을 피해야 한다.

임신 중 인슐린 주사요법

공복혈당이 95mg/dL, 식후 2시간 혈당이 130mg/dL를 지속적으로 초과하는 경우에는 인슐린 치료를 병행해야 한다. 임신부의 혈당이 목표 혈당에 도달하더라도 초음파상 태아의 성장속도가 빠르다면 인슐린 치료를 고려할 수 있다. 인슐린 용량 및 횟수는 임신부의 식사 패턴과 혈당의 일일 변화에 따라 개개인에 적합하게 조정한다.

인슐린은 태반을 통과하지 않고 임신부의 혈당을 조절하여 태아의 혈당을 조절하는 것이기 때문에 임신 중 안전하게 사용할 수 있다. 일부 경구혈당강하제가 임신 중 사용되는 경우도 있지만, 아직 임신 중 안전하게 사용할 수 있다고 허가받은 약제는 없다.

앞서 소개한 임신부에서는 임신성 당뇨병 진단 시부터 혈당이 조절 목표를 초과하여 임신성 당뇨병 교육을 통해 식사 및 운동요법을 시행하였고, 동시에 인슐린 주사요법을 병행하였다.

분만 후의 관리

임신성 당뇨병 임신부의 대부분은 분만 후 정상 혈당을 유지하지만, 약 10%의 임신부는 분만 후 당뇨병이 지속된다. 또한 정상 혈당으로 회복된 임신부의 30%는 분만 후 5년이 경과하면 당뇨병으로 진행된다. 따라서 분만 후 2개월이 경과한 시점에서 경구당부하 검사를 통해서 당뇨병 유무를 확인해야 하며, 정상 혈당으로 회복했다고 해도 정기적인 검사가 필요하다.

임신성 당뇨병 여성에서는 쉽게 당뇨병이 발생할 수 있기 때문에 당뇨병 예방을 위해 노력해야 한다. 당뇨병 예방을 위해서는 건강한 식습관과 규칙적인 운동이 필요하다. 특히 임신성 당뇨병 진단 시 공복혈당이 높거나, 임신 초기에 임신성 당뇨병으로 진단을 받은 경우, 허리 둘레가 큰 경우(복부비만), 당뇨병의 가족력이 있는 경우는 당뇨병 발생 위험성이 매우 높은 군이며, 당뇨병의 조기진단과 예방을 위해 노력해야 한다.

임신성 당뇨병 여성을 대상으로 한 당뇨병 예방 연구에서, 생활습관 교정으로 체중을 줄이고 중등도의 운동을 규칙적으로 실천한 경우 당뇨병으로의 진행이 50% 이상 감소되었다.

17

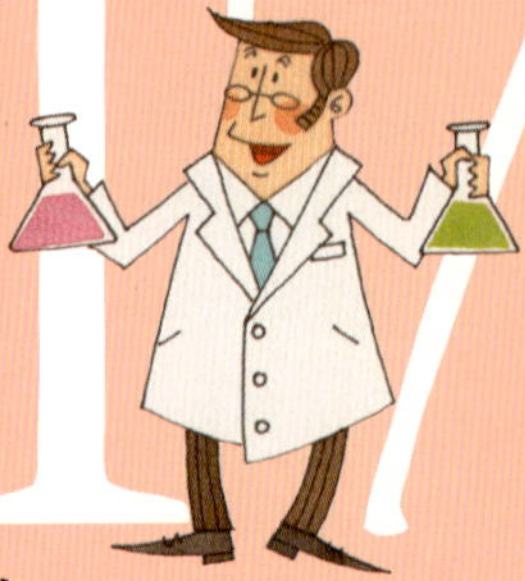

수술로 당뇨병을 완치한다?

비만한 당뇨병 환자에게 위 우회술을 시행하면 수술 후 약을 쓰지 않더라도 혈당이 며칠 이내로 정상화되는 경우가 있다. 즉 당뇨병이 수술로 완치된 것이다. 뿐만 아니라 고혈압, 고지혈증 등도 대부분 약을 쓰지 않더라도 조절이 되어 비만과 관련된 합병증을 수술로 치료할 수 있게 되었다.

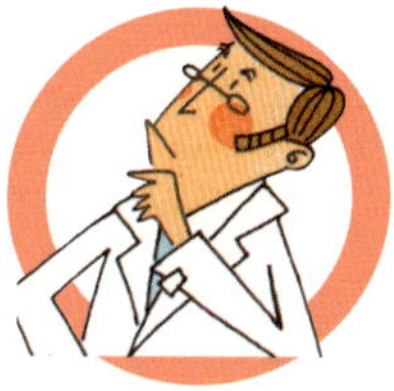

비만 수술

음식을 소화 및 흡수하는 위장과 소장이 기능을 너무 충실히 수행하여 먹고 싶은 음식을 고스란히 다 받아들여 비만을 일으키고, 이에 따라 당뇨병, 고혈압, 고지혈증이 생긴다면 어떻게 할까? 위장을 새로 재단해서 문제를 해결할 수 있을까?

바야흐로 위장을 재단하는 세상이 도래하였다. 소위 '배리아트릭 수술' 혹은 '비만 수술'이라고 하는 것이 바로 그것이다. 이러한 수술은 고도비만 환자, 특히 당뇨병이나 고혈압 등이 합병된 경우에 시행하는데, 미국에서만 연간 2만 5천 명 이상의 환자에게 시술되고 있다.

가장 대표적인 것은 위 우회술이다. 이 수술은 위장을 두 분획으로 나누어 식도 아래쪽에 바로 연결되는 30~50cc 정도만 남기고 나머지는 음식이 통과하지 못하도록 완전히 분리시키고 소장을 중간에서 절단하여 위로 끌어올려 작게 분리된 위장 부분과 이어주는 것이다(그림 10). 이렇게 하면 고작 30~50cc 정도만 먹을 수 있게 되는데, 위장의 용량이 보통 1L 정도이고 최대한 2~3L까지 수용할 수 있다고 할 때 정말 작은 양임에 틀림없다. 결국은 조금만 먹어도 배가 불러서 더 먹지 못하게 되는 것이다.

다행스러운 것은 수술 후 식욕이 급격히 감소해서 많이 먹고 싶지 않게 된다. 어찌하였든 겨우 먹은 것도 소화·흡수의 대

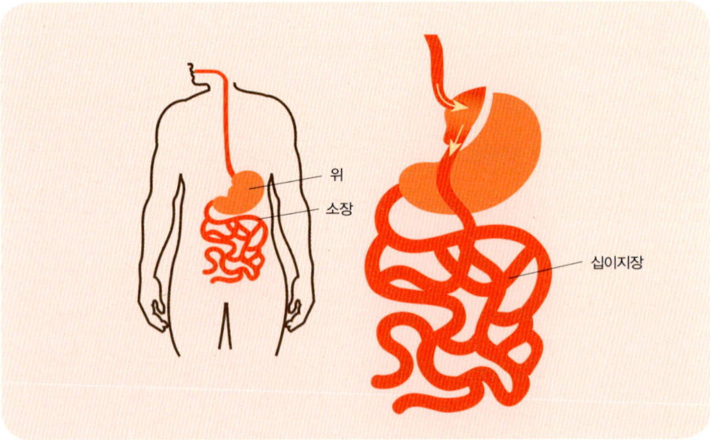

그림 10. 위 우회술(위장의 대부분과 십이지장 및 상부 소장을 음식이 지나가지 못하도록 분리시키며, 음식을 담을 수 있는 위장은 30~50cc밖에 되지 않음.)

출처: http://www.nlm.nih.gov/medlineplus/ency/imagepages/19268.html

부분을 담당하는 십이지장과 공장(십이지장과 연결된 소장의 상부 및 중간 부분)의 많은 부분을 지나가지 않기 때문에 흡수되는 양이 제한되며, 결과적으로 놀라운 체중감소가 일어나게 된다.

비만 수술의 아이디어는 소장을 절제한 경우에 나타나는 심한 체중감소를 관찰함으로써 얻게 되었다. 그림 10을 보면 알 수 있듯이, 큰 규모의 수술이지만 최근 수술기법의 발달에 힘입어 복부에 작은 구멍 몇 개를 뚫고 복강경으로 들여다보면서 수술을 하여 시술 후 통증이 적고 흉터는 거의 남지 않는다.

수술의 효과는 극적이어서 체중의 약 30%가 수술 1년 이내에 빠지고, 이러한 효과는 10년 후까지 지속된다. 비만 관련 약물 치료의 경우 1년 동안 약 5~10%의 체중이 감소하고, 약을 끊으면 요요현상에 의해 원래 체중으로 돌아가는 경우가 대부분이며, 오랫동안 약을 쓰더라도 점차 체중이 증가하는 것을 생각하면 극적이라고 할 수 있다. 이러한 비만에 대한 우수한 효능의 비결은 위장 용량을 줄이고 소화·흡수가 많이 일어나는 부분을 피해 가게 하는 작용기전도 있지만, 수술 후 내분비 기능 변화에 따른 '식욕억제' 효과가 수반되기 때문이다.

또한 놀라운 것은 비만한 당뇨병 환자에서 위 우회술을 시행하면 혈당이 수술 후 며칠 이내로 약을 쓰지 않더라도 정상화되는데, 이는 지금껏 어떠한 당뇨병 치료 약제로도 얻을 수 없었던 효과이다. 즉 당뇨병이 수술로 완치된 것이다. 뿐만 아니라 고혈압, 고지혈증 등도 대부분 약을 쓰지 않더라도 조절이 되어 비만과 관련된 합병증을 수술로 치료할 수 있게 되었다.

그러나 지금까지의 연구는 대부분 고도비만을 동반한 당뇨병 환자에서 이루어졌기 때문에, 일반적인 비만 환자나 비만하지 않은 환자에서도 당뇨병이 완치되는지는 잘 알지 못한다. 따라서 더 많은 연구를 통해 정확한 지식을 얻기 전까지는 비만 수술은 고도비만에 수반된 제2형 당뇨병을 치료하는 목적으로만 이용할 수 있다.

한 가지 주의할 점은, 수술을 통해 체중이 크게 감소하고 당뇨병이 완치되는 경우가 흔히 나타나지만 이것이 끝이 아니라는 점이다. 위 우회술을 받은 환자는 평생 식사요법을 철저히 해야 하고, 미량원소나 비타민 등의 결핍을 예방하기 위해 종합비타민, 철분 제제 등을 복용해야 한다. 따라서 수술을 마음에 두고 있는 환자는 이 점을 간과해서는 안 된다.

이와 같이 비만 수술의 효과는 실로 놀라우며, 따라서 많은 외과의사들이 수술적 방법으로 비만과 당뇨병을 치료하고자 노력하고 있다. 하지만 다른 견해도 있는데, 위 우회술이 비만과 당뇨병을 치료하는 내분비적인 메커니즘을 알 수 있다면,

수술을 하지 않고 약을 복용함으로써 같은 효과를 얻을 수 있다는 것이다.

한때 고지혈증을 치료하기 위해 회장(소장의 아래쪽 부분)을 우회하는 수술을 시행하였으나, 최근에는 아주 효과적인 고지혈증 치료제가 개발되어 누구도 고지혈증 치료를 위해 수술을 하지 않는다. 또한 한때는 폐결핵을 치료하기 위해 흉곽성형술이라는 수술을 하여 갈비뼈를 들어내고 폐를 일부러 찌그러뜨렸지만, 훌륭한 결핵 치료제가 많이 개발된 현재 이러한 수술은 하지 않는다.

앞으로 몇십 년 이내에 위 우회술이 비만과 당뇨병을 치료하는 메커니즘을 밝혀내고 이를 중심으로 약을 개발하여 수술 없이 당뇨와 비만을 완치하는 세상이 올 것이다. 과거에는 상상도 하지 못했던 '위장을 재단하는 세상'이 도래했지만, 곧 역사의 한 부분이 될 날이 멀지 않았다.

18

췌도세포 이식이란?

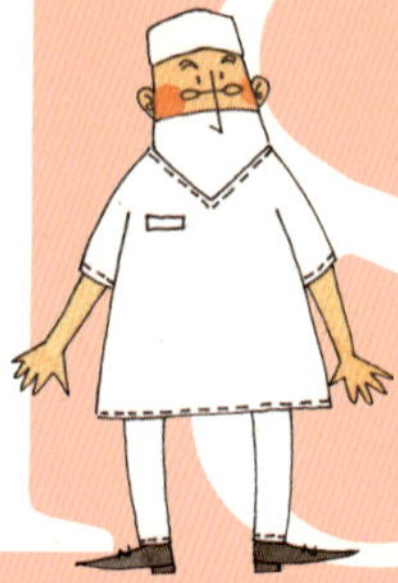

당뇨병을 완치하는 치료방법으로서 췌도세포 이식은 실제적인 치료법으로 일반화되기에는 아직 해결해야 할 문제들이 남아 있다. 하지만 전 세계적으로 이식 성공률을 높이기 위한 연구가 지속적으로 진행되면서 그 기술이 향상되고 있다.

췌도세포 이식

극소수의 당뇨병 환자에게만 적용되고 있기는 하지만, 당뇨병을 완치하는 치료방법으로 췌장 이식이 있다. 대부분의 췌장 이식은 만성 신부전이 동반되어 있는 환자에서 신장 이식과 동시에 시행된다. 췌장에는 인슐린을 만들어 분비하는 췌도세포가 있으므로, 췌장 이식을 하면 부족했던 인슐린이 체내에 공급되어 인슐린 주사가 필요하지 않게 된다. 우리나라에서는 2013년까지 약 280여 건이 시행되었는데, 이식 성적이 매우 좋아 이식된 췌장이 1년 이상 기능하는 경우가 90%를 넘는다.

그러나 췌장 이식에 사용될 수 있을 정도의 적절한 상태의 뇌사자 췌장의 수는 극히 적고, 수술 합병증의 위험도 높은 편이며, 이식이 실패한 경우 반복 이식을 하기가 어렵다. 이에 췌

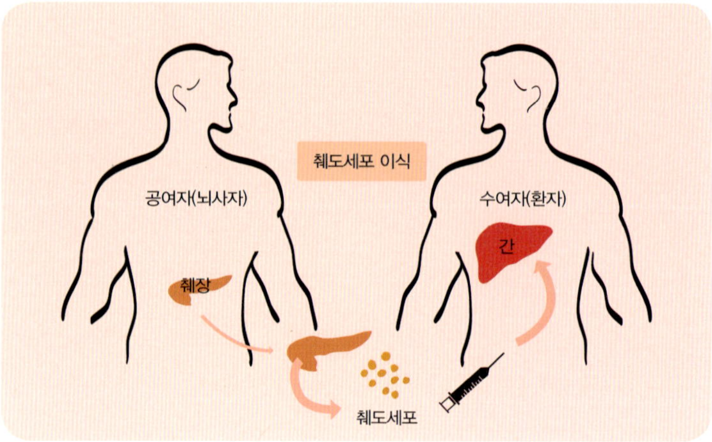

그림 11. 췌도세포 이식

장 전체가 아닌 췌장에서 인슐린을 분비하는 췌도세포만을 분리하여 이식하는 기술이 개발되었다. 뇌사자의 췌장에서 췌도세포를 분리하여 환자의 간에 있는 혈관으로 주사하는, 개복수술에 비해 훨씬 간단한 시술을 통해 췌도세포가 환자의 간에 이식된다(그림 11).

간에 이식된 췌도세포는 인슐린을 분비하여 혈당을 조절한다. 췌도세포 이식은 췌장 이식에 비하여 덜 침습적이고 부작용이 적으며 이식에 사용될 만한 췌장의 수가 많지만, 췌장 이식과 같이 면역억제제 치료가 필요할 뿐만 아니라 췌장 이식에 비해 이식 성공률이 낮다. 췌도세포 이식으로 유명한 캐나다의 에드몬턴 대학에서는 이식을 받더라도 5년이 지나면 대부분의 환자들은 다시 인슐린 치료가 필요하게 되었다. 게다가 현재의 기술로는 한 명의 환자에게 이식하기 위해서는 두 명 이상의 췌장 공여자가 필요하여, 이식을 필요로 하는 환자수에 비해 췌장의 수가 부족하다는 것이 심각한 문제점 중 하나이다.

그러나 췌도세포 이식 후 당뇨병이 완치되지는 않았다 하더라도 많은 환자들이 치명적인 저혈당에서 해방되어 삶의 질이 높아졌다. 아직은 실제적인 치료방법으로 일반화되어 적용하기에는 해결해야 할 문제들이 남아 있지만, 전 세계적으로 이식 성공률을 높이기 위한 연구가 지속적으로 진행되면서 그 기술이 향상되고 있어, 멀지 않은 미래에 많은 당뇨병 환자들이 췌도세포 이식을 통한 당뇨병의 완치를 꿈꿀 수 있게 되었다.

10

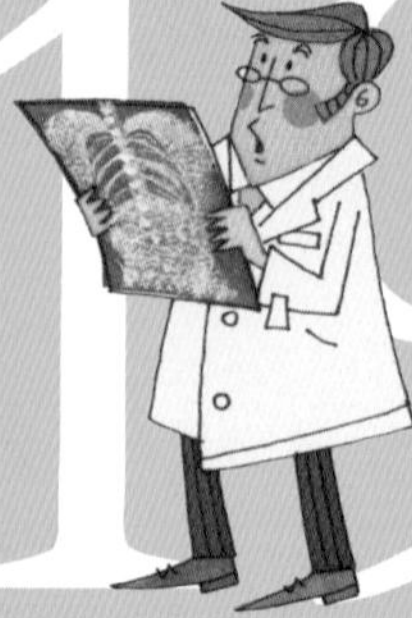

스마트 헬스 기기를 이용한 당뇨병 관리

정보화 시대의 도래와 의료환경 변화에 따라 의료의 패러다임이 질병의 발견과 치료에서 건강의 유지와 증진으로 변화하면서, 언제 어디서나 예방, 진단, 치료 및 사후관리 서비스가 가능한 U-헬스케어가 등장하게 되었다.

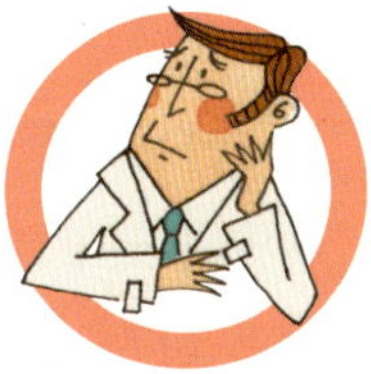

국내 U-헬스케어 도입

우리나라에서는 1980년대 이후 생활양식이 서구화되면서 당뇨병이 암, 뇌혈관 질환, 심장 질환에 이어서 사망원인 상위에 속하고, 30대 이상 성인에서 당뇨병 유병률이 10%를 넘어서고 있다.

당뇨병의 치료목적은 철저한 혈당조절을 통해 당뇨병으로 인한 증상을 개선시키고, 급·만성 합병증을 예방하는 것이다. 당뇨병은 완치되지 못하고 스스로 관리하는 것이 필수적이기 때문에, 오늘날 당뇨병 환자들에서 많은 노력에도 불구하고 혈당 및 식사관리가 제대로 이루어지지 못하고 있는 것이 현실이다. 즉 당뇨병은 '관리가 중요한 병으로, 그 관리가 어려워서 문제인 병'이다.

이에 의료계에서는 환자가 자신의 건강정보를 실시간으로 병원에 보내고 이에 대해 피드백을 받아 실시간으로 당뇨병 관리를 받을 수 있는 U-헬스케어(유비쿼터스 헬스케어) 시스템을 개발하여 이미 상용화 단계에 이르렀다.

당뇨병 환자들은 평균적으로 1~3개월에 한 번씩 병원에 가서 진료를 받고 있으므로 평소 자신의 혈당이 어느 정도 수준인지 잘 모르며, 일부 환자는 혈당이 너무 떨어져 저혈당으로 응급실에 실려오거나 반대로 혈당이 지속적으로 올라가 만성 합병증을 초래할 수 있다. 따라서 보다 효과적인 혈당조절을 위해서는 실시간으로 혈당조절 상태를 평가하는 것이 중요하므로, 언제 어디서나 혈당조절 상태를 환자 본인이 알 수 있도록 하는 맞춤형 서비스가 필요하고, 이것이 바로 스마트 기기를 이용한 당뇨병 관리의 첫걸음이 되었다.

당뇨병 관리와 스마트 기기를 접목한 U-헬스케어 시스템

최근 국내 연구진에 의해 개발된 시스템을 살펴보면, 환자가 본인의 혈당, 운동량, 식사정보를 본인의 스마트 기기를 이용하여 병원 서버에 보내면, 미리 알고리듬이 내장된 컴퓨터가 이를 평가한 후 환자의 평소 건강관리에 도움이 되는 맞춤형 형태

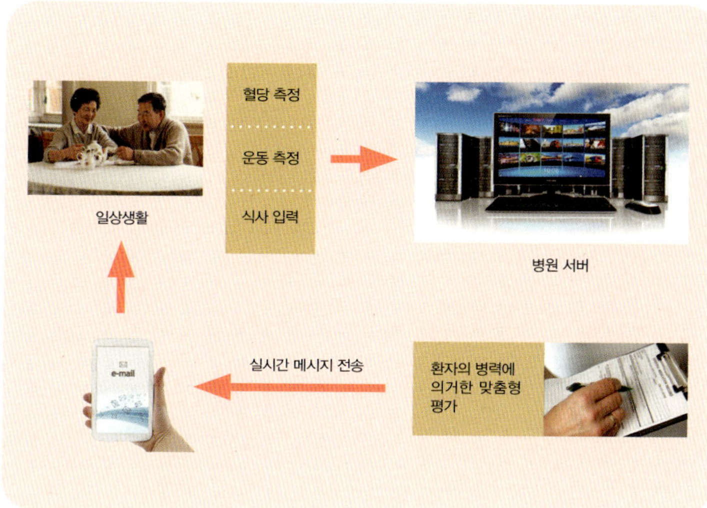

그림 12. 국내 연구진에 의하여 개발된 당뇨병 환자의 맞춤형 U-헬스케어 시스템 모식도

의 건강정보를 제공해 준다.

연구 내용을 살펴보면, 60세 이상의 당뇨병 환자 150명을 대상으로 6개월 동안 U-헬스케어 시스템을 적용한 군(50명), 혈당을 자주 측정한 군(50명), 그리고 혈당을 자주 측정하지 않는 대조군(50명)을 비교한 결과, U-헬스케어 시스템을 적용한 군에서 가장 좋은 혈당관리 결과를 나타냈다(당화혈색소가 7.8%에서 7.4%로 유의하게 감소). 특히 저혈당 없이 혈당조절 목표치(당화혈색소 7% 미만)에 도달한 비율이 30.6%로 대조군의 14.0%에 비해 현저히 높았다.

최근 당뇨병 관리의 핵심은 저혈당의 위험을 최대한 낮추고 혈당의 변동폭을 줄이면서 혈당을 철저히 조절하는 것인데, 이러한 측면에서 U-헬스케어 시스템은 여러 가지 장점이 있다. U-헬스케어 시스템은 혈당이 높아질 때는 고혈당의 위험성을 알려주고, 혈당이 내려갈 때는 저혈당이 발생할 수 있으므로 이를 사전에 조심할 수 있도록 하는 경고 시스템을 도입하여 가장 효과적으로 당뇨병을 관리할 수 있게 한다는 것이다. 특히 당뇨병 환자에게 응급상황이라고 할 수 있는 저혈당의 가능성을 미리 파악하여 신속히 조치할 수 있도록 알려주는 것이 이 시스템의 가장 큰 장점이라고 할 수 있다.

스마트 기기를 이용한 당뇨병 관리의 국내외 발전 현황

요즘 손목시계형 스마트폰이나 구글 안경 같은 정보화 기기들이 화제이다. 이러한 '웨어러블(wearable)'한 기기의 발전은 의료계의 미래와 관련이 깊다. 몸에 지니고 다니면서 혈압이나 혈당, 맥박과 심전도 같은 건강정보를 자동으로 체크해 병원으로 전송하면, 병원에서는 그 사람의 몸 상태를 꾸준히 모니터링하는 시스템으로, 이것이 다른 형태의 U-헬스케어라 할 수 있다. 국내에서는 삼성전자, KT, SK텔레콤 등 관련 업체들이 이 분야를 미래산업으로 여겨 관심을 보이고 있다.

현재 U-헬스케어는 전 세계적으로 '텔레메디슨' 등 다른 이름으로 빠르게 진보를 거듭하고 있다. 즉 여러 선진국에서 이를 의료시장의 차세대 핵심 사업으로 보고 있다. 실제 U-헬스케어 관련 의료기기 판매 등의 시장규모를 보면, 매년 약 15%의 성장세를 보인다. 미국이나 일본, 유럽에서도 관심이 많고, 손목시계형 스마트폰이나 구글 안경 같은 기기들도 장기적으로 헬스케어를 그 안에 포함시키는 것이 목표이다. 자동으로 운동량이

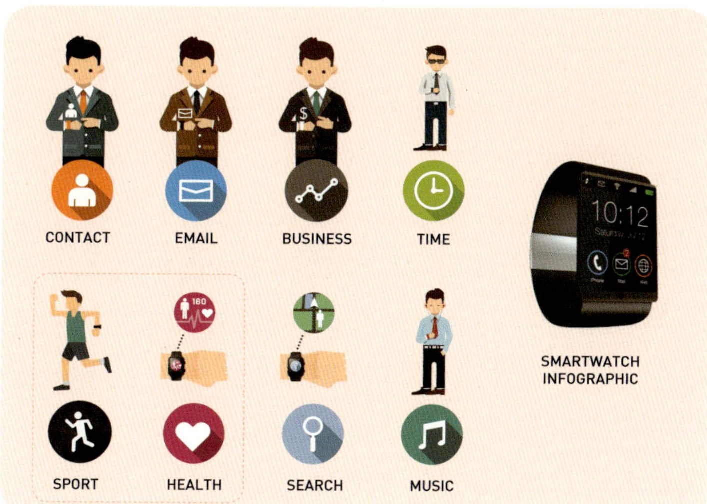

그림 13. 스마트 워치 인포그래픽

계산되거나, 혈압이나 맥박, 체온, 산소포화도 같은 신체정보를 바로 확인할 수 있는 기기들이 이미 시중에 나와 있다.

국내에서도 여러 병원 및 연구소에서 U-헬스케어 전반에 관한 연구와 개발이 진행되어 세계 최고 수준의 시스템을 구축하였고, 이에 대한 특허도 소지하고 있다. 이를 계기로 앞으로는 스마트 기기와 인터넷을 활용하여 실시간으로 정확한 정보를 가지고 진료를 받을 수 있을 것으로 예측된다.

당뇨병 관리에 가장 이상적인 U-헬스케어 시스템 구축

가장 이상적인 형태의 U-헬스케어 시스템은 다음과 같다. 가정 내에서 일반인(또는 환자)이 직접 생체정보를 측정하여 이를 담당의가 근무하는 지정 의원 및 보건소 시스템에 전송하면, 시스템에 내장된 알고리듬 등을 통해 측정 결과에 대한 일차적인 피드백을 전달한다. 전담 코디네이터는 다음날 시스템 운영 상태를 점검하고 의학적으로 위험할 수 있는 수치를 점검한 후, 필요 시 해당 일반인 또는 환자의 담당의에게 정보를 전달한다. 해당 담당의는 받은 정보를 의학적으로 검토한 다음, 해당 일반인(또는 환자)에게 직접 연락을 하여 의학적 조치를 취하도록 하는 것이다.

우리나라는 남녀노소를 가리지 않고 많은 사람들이 스마트폰과 무선 인터넷을 사용하고 있다. 따라서 우리나라는 정보화 기반 헬스케어 서비스를 적용하기에 최적인 나라이며, 향후 만성 질환 관리, 특히 당뇨병 관리에 있어서 U-헬스케어 시스템이 중요한 역할을 할 것으로 보인다. 즉 우리나라는 전자통신 등 IT 분야에서 세계 최고 수준의 인프라를 구축하고 있어, 이를 이용한 U-헬스케어 시스템을 잘 활용하면 당뇨병 및 당뇨병 합병증 예방에 큰 도움이 될 것으로 예측된다.

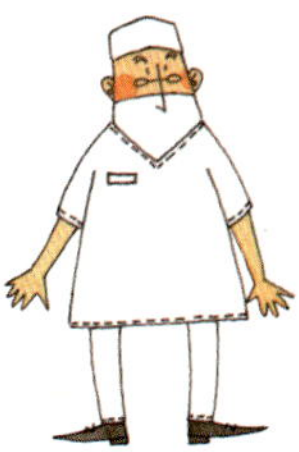

20

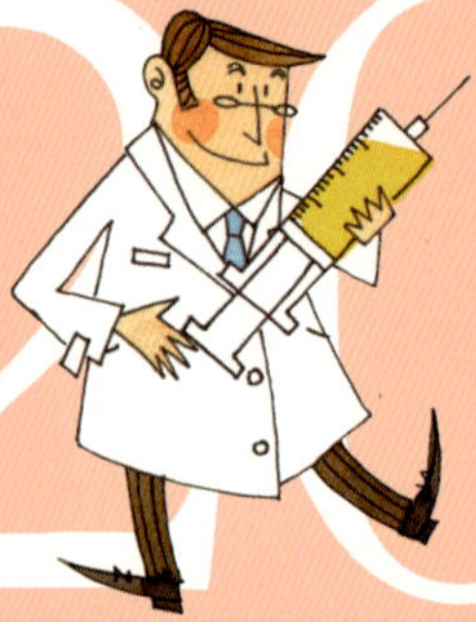

Q&A 당뇨병에 대한 궁금증 10가지

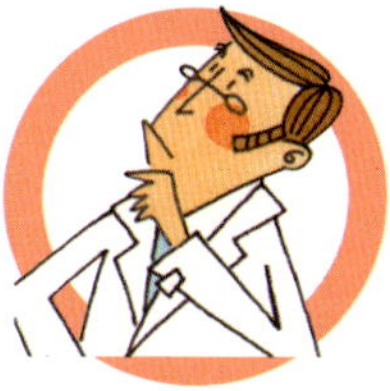

Q 집에서 재는 혈당보다 병원에 와서 잰 혈당이 더 높은데 왜 그런가?

A 자가혈당측정기로 측정한 혈당은 병원에서 측정하는 혈당과 다르게 나오는 경우가 흔히 있다. 이것은 자가혈당측정기로 혈당을 측정할 때에는 모세혈관에서 채혈한 혈액(전혈이라고 한다.)을 이용하지만, 병원에서 채혈해서 측정할 때에는 정맥에서 채혈한 혈액의 액체 성분에 해당하는 '혈장'에 포함된 당을 측정하기 때문이다. 최근에 나온 자가혈당측정기는 측정한 값을 아예 혈장치로 교정하여 보여 주지만, 오래된 혈당측정기를 사용 중이라면 보정이 안 되어 차이가 크게 날 수도 있다.

한편, 집에서 혈당을 측정할 때 알코올이 마르기 전에 찌른다는지 손가락을 쥐어짜는 등 측정방법이 정확치 않거나 기계나 스트립에 이상이 있는 경우, 집에서 잰 시점과 병원에서 측정한 시점 사이의 시간 차이에 의한 혈당 변화 등에 의해서도 혈당수치가 다르게 나올 수 있다. 자가측정한 혈당 값이 병원에서의 검사 결과와 차이가 많이 나는 경우, 당뇨교육실을 방문하여 측정방법에 대해 다시 한 번 확인하는 것이 좋다.

Q 경구혈당강하제를 복용 중인데, 자가혈당측정은 얼마나 자주 해야 하나?

A 다음과 같이 나누어 측정한다.

경구혈당강하제 복용 또는 인슐린을 하루 1회 투여하는 경우

경구혈당강하제를 사용하거나 하루 1회 인슐린을 투여하는 당뇨병 환자는 아침식사 직전에 한 번, 그리고 아침식사 또는 하루 중 가장 많은 양의 음식을 섭취하는 식사 2시간 후에 또 한 번 혈당을 측정한다.

참고로 식사 2시간 후에는 식사가 끝난 시점을 기준으로 하는 것이 아니라, 식사를 시작하는 시점을 기준으로 2시간이 지난 후에 혈당을 측정한다는 의미이다.

인슐린을 하루 2회 투여하는 경우

인슐린을 하루 2회 투여하는 당뇨병 환자는 아침식사에 앞

서 인슐린을 투여하기 직전에 한 번, 저녁식사에 앞서 인슐린을 투여하기 직전에 또 한 번 해서 하루 2회 이상 혈당 측정이 필요하다.

인슐린을 하루 3회 이상 투여하는 경우

인슐린을 하루 3회 이상 투여하는 당뇨병 환자는 고혈당과 저혈당 발생 위험이 높기 때문에 아침, 점심, 저녁식사 직전과 잠자리에 들기 전을 포함, 하루 3~4회 이상의 혈당측정이 필요하다.

Q 혈당이 많이 높다는데 증상도 전혀 없고 불편하지도 않다. 그냥 놔두면 안 되나?

A 당뇨병 환자가 혈당이 조금 높다고 해서 혈당 때문에 어디가 아프거나 급작스럽게 문제가 생기는 것은 아니다. 그러나 정상보다 혈당이 높은 채 오래 방치되면 우리 몸 여러 장기에 문제가 발생할 수 있다. 당뇨병 합병증이 자주 발생하는 장기는 눈, 콩팥, 신경, 심장, 뇌(뇌혈관), 발 등이다.

당뇨병 합병증 예방을 위해서는 당뇨병 발병 초기부터 철저한 혈당조절이 필요하다. 또한 당뇨병 합병증은 조기에 발견하여 적극적으로 치료하면 좋은 치료 효과를 얻을 수 있지만,

합병증 초기에는 뚜렷한 증상이 없는 경우가 많기 때문에 합병증이 상당히 진행된 상태에서 발견하는 경우가 흔하므로 주의가 필요하다.

Q 몸이 아파서 아무것도 못 먹었는데 인슐린을 맞아야 하나?

A 감기, 설사, 발열, 감염 등 몸이 아픈 날에는 혈당을 올리는 여러 가지 호르몬이 나오게 되므로 평소보다 혈당이 더 많이 올라갈 수 있다. 그런데 몸이 아파 식사량이 감소했다고 인슐린을 안 맞거나 경구혈당강하제를 복용하지 않으면 혈당 상승이 더욱 심해져서 급성 합병증이 발생할 수 있다. 따라서 당뇨병 환자는 몸이 아플 때 특별한 주의가 필요하다.

먼저, 평소 복용하던 경구혈당강하제나 인슐린 주사는 그대로 사용한다. 혈당검사를 통하여 인슐린 용량을 조절하며, 경구혈당강하제를 복용하던 환자는 일시적으로 인슐린 주사를 맞아야 하는 경우도 있다. 그리고 평소보다 자주 혈당검사를 하여 저혈당과 고혈당에 좀 더 빨리 대처할 수 있게 한다.

또한 탈수를 방지하여 급성 합병증을 예방하기 위해 휴식을 취하고 운동은 하지 않으며 충분히 수분을 섭취한다.

Q 인슐린은 한번 맞기 시작하면 평생 맞아야 한다는데, 정말 그런가?

A 꼭 그렇지는 않다. 평소에 혈당조절이 잘 되다가 어떤 이유로 일시적으로 혈당이 오른 경우라든지, 수술을 해야 한다는지, 임신이 되었다든지 하는 경우에는 일시적으로 인슐린을 사용했다가 다시 이전 치료방법으로 되돌아갈 수 있다.

그러나 제1형 당뇨병처럼 인슐린 분비가 거의 안 되거나, 제2형 당뇨병이라도 인슐린 분비능이 점진적으로 감소하여 경구혈당강하제를 최대 용량으로 병용해서 사용해도 혈당조절이 잘 안 되는 경우 등은 인슐린 주사를 맞으면 계속 맞게 될 가능성이 높다.

Q 과체중이라고 체중을 줄여야 한다고 하는데 잘 안 되는데….

A 비만이나 과체중인 당뇨병 환자에서 체중조절은 혈당조절은 물론 혈압과 이상지혈증 등의 조절에도 도움이 된다. 비만이나 과체중인 사람들은 자신의 표준체중을 확인하고는 너무 차이가 크면 체중감량 의욕을 상실하는 경우가 종종 있다. 하지만 체중감량으로 기대하는 효과의 대부분은 현재 체중의 5~10%를 감량해도 얻을 수 있으니 낙담하지 않아도 된다.

체중을 줄여야 한다는 말은 좀 더 정확히 이야기하면 과다

하게 축적된 지방을 줄이라는 말이다. 이론적으로 지방 1kg을 감량하려면 7,700kcal를 줄여야 한다. 빠른 걸음으로 걷기 30분을 하면 130kcal를 소모하므로, 매일 속보로 걷기 30분씩 하면 이론적으로 한 달에 약 0.5kg을 줄일 수 있다.

간혹 진료 전에 하루 이틀 절식을 하고 체중이 줄었다고 좋아하는 분들이 있다. 이 경우 줄어든 체중은 대부분 탈수 때문이지 지방이 줄어드는 것이 아니라는 것을 명심해야 한다. 다시 말하지만, 비만이나 과체중인 사람에게 필요한 것은 축적된 지방 양을 줄이는 것이다. 또 반대로 열심히 노력해도 안 된다고 하는 사람들도 있다. 우리 몸에는 체지방량을 일정하게 유지하려는 조절기전이 있기 때문이기도 하지만, 자신의 섭취량을 과소평가하는 경우가 매우 흔하다.

Q 단것은 절대 먹으면 안 되는 건가?

A 식사요법과 관련해서 많이 듣는 질문 중의 하나이다. 우리가 섭취하는 음식물의 구성 영양소 중 혈당에 영향을 주는 것은 주로 탄수화물이다. 그중에서도 설탕이나 꿀 등 단순당은 혈당을 빠르게 올린다. 이 외에도 당지수가 높은 음식(흰 빵, 흰 쌀밥, 떡, 감자 등이 대표적)들은 혈당을 빠르게 올린다. 혈당이 빠르게 올라가면 몸에서 인슐린도 빠른 속도로 분비될 수 있어,

먹고 나서 얼마 있으면 또 탄수화물을 먹고 싶어지게 한다. 따라서 단순당을 포함해서 당지수가 높은 음식들은 가급적 적게 먹는 것이 바람직하다. 하지만 절대 먹으면 안 되는 것은 아니다. 반대로 당지수가 낮더라도 많이 먹으면 당연히 혈당이 올라간다.

Q 술은 마시면 절대 안 되나?

A 흡연은 모두 알다시피 백해무익하므로 더 이상 말이 필요 없다. 술의 경우 혈당조절이 잘 안 될 때에는 금하는 것이 좋다. 혈당조절이 잘 되는 경우라도 남자는 어떤 종류의 술이건 상식적인 수준의 한두 잔, 여자는 한 잔 정도의 가벼운 음주가 바람직하다. 술 자체의 칼로리(지방으로부터 얻는 칼로리로 간주)는 1g당 7kcal로, 보통 소주 한 병이면 약 500kcal, 맥주 한 캔이면 100kcal 내외의 칼로리가 있다. 또한 안주를 통해서 열량 과잉 섭취가 더 큰 경우도 많다.

술은 반대로 저혈당을 일으킬 수도 있다. 특히 경구혈당강하제나 인슐린을 맞고 있는 경우라면 더더욱 조심해야 한다.

Q 증상도 없고 불편하지도 않은데 합병증 검사를 정기적으로 해야 하나?

A 당뇨병의 혈관 합병증은 본인이 느낄 수 있는 증상이 나타나면 이미 늦은 것이다. 매년 합병증 검사를 하는 것이 귀찮게 느껴질지도 모르지만, 자동차를 사면 혹시라도 있을지 모르는 대형사고를 막기 위해 매년 정기점검 하듯이, 당뇨병의 경우도 매년 당뇨병 상태와 합병증 발생 여부를 점검하는 것이 미리 합병증 발생을 예방하고 또 진행을 늦추는 데 매우 중요하다.

Q 소변에 거품이 많이 나는데, 혹시 신장 합병증이 생긴 건지?

A 당뇨병성 신증(신장 합병증)의 가장 큰 특징은 소변으로 단백이 비정상적으로 빠져나오는 것이다. 신증 초기에는 소량의 알부민이 빠져나오다가(미세알부민뇨) 점점 빠져나오는 단백의 종류와 양이 증가하게 된다. 단백뇨가 나오기 시작하면 신장 기능이 감소하기 시작하여, 나중에는 투석이나 신장 이식이 필요한 만성 신부전 상태에 이르게 되기도 한다.

소변에 거품이 많이 나는 것은 단백뇨 증상이기도 하지만, 단백뇨와 상관없이 거품이 많이 나는 원인도 있기 때문에, 거품뇨가 있다고 당뇨병의 신장 합병증이 생겼구나 하고 단정 지을 필요는 없다. 하지만 담당의에게 이야기하여 확인하는 것이 좋다.

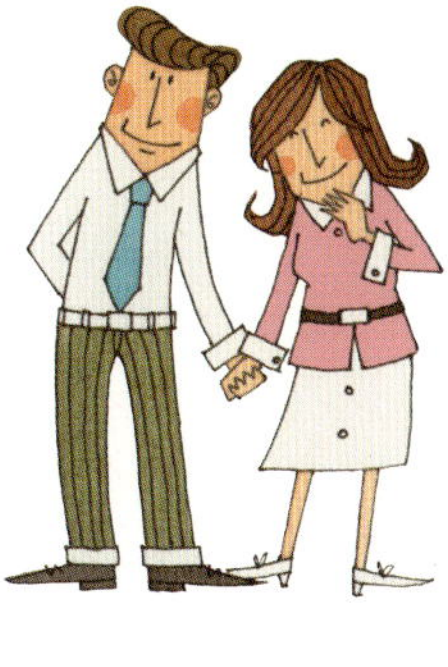